# 十二经络按导

林仕俊　编著

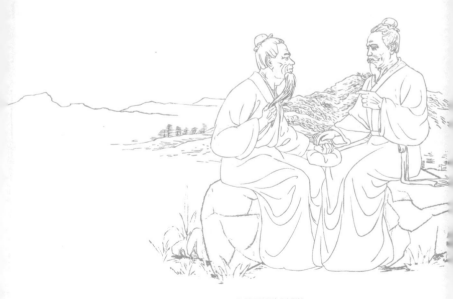

海峡出版发行集团
THE STRAITS PUBLISHING & DISTRIBUTING GROUP

福建科学技术出版社
FUJIAN SCIENCE & TECHNOLOGY PUBLISHING HOUSE

鹭江出版社

2023年·厦门

图书在版编目（CIP）数据

十二经络按导 / 林仕俊编著 . —福州 ： 福建科学技术出版社 ， 2023.12
ISBN 978-7-5335-7111-5

Ⅰ. ①十… Ⅱ. ①林… Ⅲ. ①经络－按摩疗法（中医） Ⅳ. ① R244.1

中国国家版本馆 CIP 数据核字（2023）第 184786 号


SHIER JINGLUO ANDAO

十二经络按导

林仕俊 编著

出版发行：福建科学技术出版社
鹭 江 出 版 社
地　　址：福州市东水路76号15层　　邮政编码：350001
　　　　　厦门市湖明路22号　　　　　邮政编码：361004
印　　刷：厦门集大印刷有限公司
地　　址：厦门市集美区环珠路256-260号3号厂房一至二楼
电话号码：0592-6183035
开　　本：787mm×1092mm　1/32
插　　页：2
印　　张：4.75
字　　数：70千字
版　　次：2023年12月第1版　　2023年12月第1次印刷
书　　号：ISBN 978-7-5335-7111-5
定　　价：50.00元


如发现印装质量问题，请寄承印厂调换。

# 目　录

"三通一平"学按导————————◉ 1

手太阴肺经 ————————————◉ 18

手阳明大肠经 ————————◉ 30

足阳明胃经 ————————————◉ 40

足太阴脾经 ————————————◉ 53

手少阴心经 ————————————◉ 64

手太阳小肠经 ————————◉ 75

足太阳膀胱经 ————————◉ 86

足少阴肾经 ————————————◉ 98

手厥阴心包经 ————————◉ 109

手少阳三焦经 ————————◉ 117

足少阳胆经 ————————————◉ 128

足厥阴肝经 ————————————◉ 139

# "三通一平"学按导

## 什么是按导?

　　按导是传统中医的一种治法。《黄帝内经》的《异法方宜论》说"导引按跷","中央者……其治宜导引按跷,故导引按跷者,亦从中央出也"。这里的"导引按跷",一般简称按导。

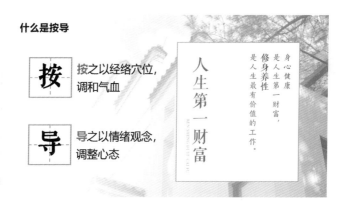

**什么是按导**

**按** 按之以经络穴位,调和气血

**导** 导之以情绪观念,调整心态

人生第一财富

RENSHENG DIYI CAIFU

身心健康,是人生第一财富,修身养性是人生最有价值的工作。

　　从健康的角度来理解按导:健康,应该是身和心的健康,不单是身体上的健全,还要有内心的康

1

宁，这样才是真正的健康。有这样一句话："身心健康是人生第一财富，修身养性是人生最有价值的工作。"

因此，按导是立足于身心健康来养生保健的，按的是经络穴位调和气血，导的是情绪观念调整心态，不单要关注身体的问题，也要关注心理精神的问题。按和导紧密相连，缺一不可，两者相互作用才能实现身心和谐健康。

## 为什么学按导？

为什么学按导？有三个方面的理由。一是健康养生要以预防保健为主，按导是最为方便的方法；

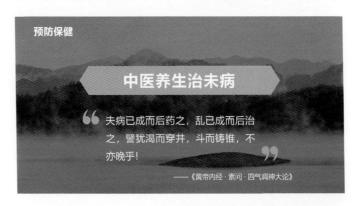

预防保健

**中医养生治未病**

夫病已成而后药之，乱已成而后治之，譬犹渴而穿井，斗而铸锥，不亦晚乎！

——《黄帝内经·素问·四气调神大论》

二是按导简单易学；三是按导是我们关爱健康直接有效的方式。

首先，中医养生立足于预防保健，"不治已病治未病"。《黄帝内经·素问·四气调神大论》告诉我们，"夫病已成而后药之，乱已成而后治之，譬犹渴而穿井，斗而铸锥，不亦晚乎！"口渴了才挖井，打仗了才打造兵器，这样做为时已晚，我们对待身体的问题是不是也是这样的？往往等出现问题或检查出疾病再去找办法。正确的做法应该是树立预防保健的观念，保健最便捷的方法之一就是按导。动手按一按，可以让我们随时检查自己身上的痛点，及时发现问题；心理上，要时时觉察和反省，从而引导自己走向正确的观念和正向的情绪。

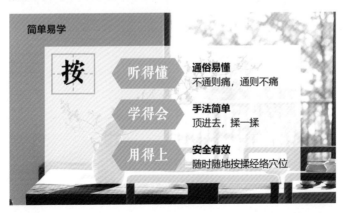

简单易学

按

| | | |
|---|---|---|
| 听得懂 | 通俗易懂 | 不通则痛，通则不痛 |
| 学得会 | 手法简单 | 顶进去，揉一揉 |
| 用得上 | 安全有效 | 随时随地按揉经络穴位 |

其次，按导简单易学。按导以经络学说作为基本理论，以中医的方法养生。"不通则痛，通则不痛"，讲的就是最基本的经络学说理论。

按导的手法很简单，就是先用手找到穴位或痛点，再稍用力，"顶进去，揉一揉"，耐心坚持，一般就会有效果。

按导随时用得上。它是一种外治保健手法，不带侵入人体的针具、药物，自己按很安全，帮助别人按亦不受执业资质的限制，大家平时都可以安全使用，可谓绿色、环保。

按导手法不受时间、地点、环境的限制，随时随地，只要身体有不舒服，就可以动手按揉，平时也可以按揉常用的保健穴位，调和气血，增强抵抗力，真正做到预防保健。

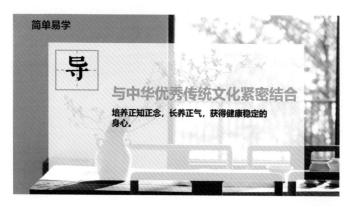

简单易学

导

与中华优秀传统文化紧密结合

培养正知正念，长养正气，获得健康稳定的身心。

更重要的是，它和中华优秀传统文化紧密联系。在学习按导的过程中，在管理情绪、改变观念、调整心态方面会有更系统的学习和引导，特别是培养正知正念，长养正气，让我们获得稳定的身心，真正做到"正气存内，邪不可干"。这样的导，对身心健康十分有益。

按导，还是落实关爱，培养感恩心、慈悲心的一种简单且直接的方式。首先，要感恩自己。健康的身体，才是自己学习、成长与进步的基础，所以要感恩自己、关爱自己的健康，并祝福祝愿自己有健康的身心来帮助更多的人。其次，要关爱家人，感恩父母的养育之恩，感恩家人的陪伴与支持。我们可以用按导来回报家人、关爱家人；也可以推己及人，由亲及疏，学会并随时准备用按导帮助需要的人。

## 按导的诀窍

按导怎么学？怎样通过按导实现身心健康？接下来，谈谈按导的诀窍——"三通一平"。

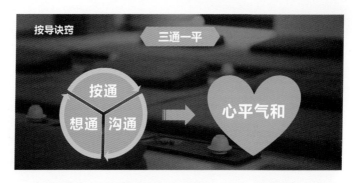

　　这里套用工程建设"三通一平"的说法，身心健康是我们工作生活、家庭事业、学习成长的基础，按导作为健康的基础工程，也有"三通一平"，即按通、想通、沟通，最终实现心平气和。这可以作为按导的诀窍。

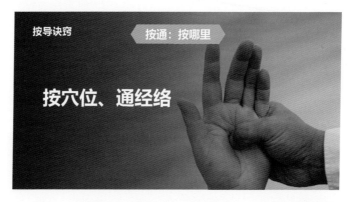

　　第一是按通。按穴位，通经络。身体的经络是由多个节点连起来的，这些节点就是穴位。疏通经络，关键就是要按通这些穴位。

用什么工具来按呢？可以使用按导棒、经络梳等常用的简单工具，甚至只要相对坚硬、有圆滑的角的东西都可以用来点按穴位，如手机、笔等等。最直接且好用的按导工具就是自己的手，手呈握拳状时突出的指节，或指尖、肘尖等，就是按导工具。

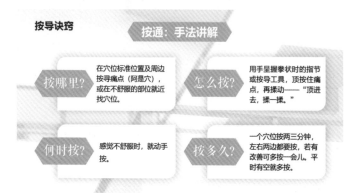

**按导诀窍**　　　　**按通：手法讲解**

**按哪里？**　在穴位标准位置及周边按寻痛点（阿是穴），或在不舒服的部位就近找穴位。

**怎么按？**　用手呈握拳状时的指节或按导工具，顶住住痛点，再揉动——"顶进去，揉一揉。"

**何时按？**　感觉不舒服时，就动手按。

**按多久？**　一个穴位按两三分钟，左右两边都要按，若有改善可多按一会儿。平时有空就多按。

穴位具体怎么按？

首先，按哪里？有学过经络穴位的人，可以参照标准位置来取穴。没有学过的人怎么办？那就找痛点，在中医里叫"阿是穴"，《黄帝内经》说"以痛为腧（穴）"。可以在身体上感觉不舒服的地方或者周围按揉，找到最痛最有感觉的点来按，其实这也是人的一种本能，身体有疼痛或不舒服，手自动会去抚触痛点，那就再稍用点儿力来按。

其次，怎么按？用手的话，要握紧拳头，看哪个指节比较突出、比较容易用上劲，就用哪个指节顶住、按住穴位，力量要透过皮肉，渗透到筋骨，再揉动，"顶进去，揉一揉"。一般会感到很痛，揉动一会儿，太痛了就轻一点儿，揉动一段时间后，可放开一下再揉动，按照一定的节奏按。注意不要在皮肤上搓。

再次，什么时候按？按导重在养生保健，如果腰背偶尔不舒服，就随时按一按，经络不通，相应的穴位会痛，把穴位按通了，腰背不舒服的症状就会缓解了。"通则不痛"就是这个理。

最后，按多久呢？有不舒服，就找穴位按两三分钟，若感觉很痛，就轻一点儿，坚持按，左右两边的穴位都要按，若能坚持多按一会儿，会有更好的效果。"中医处方不传之秘在于量"，按导也有量的秘密，一个是力量，前面说的要稍用力，还有一

**按导诀窍**　　　　按通：不求人

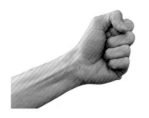

**工具在自己手上**

身上的穴位就是良药。
真正把健康掌握在自己手中。

个是数量，按到一定的时间，日积月累，就会有效果。

平时有空就要揉一揉按一按，养成"扫描"自己的身体、感觉自己、关爱自己的习惯。

在按穴位的过程，可以真切感受到工具就在自己手中，身上的穴位就是人体的良药。"把命运掌握在自己手中"不是一句空话，我们可以通过按导，先把健康掌握在自己手中，不假外求。

第二是想通。"想通"有这两个方面，一是对经络穴位的理解、认识有多少，就决定了按导的收获有多大。二是要认识身体和情绪观念的关系，也就是身心关系。

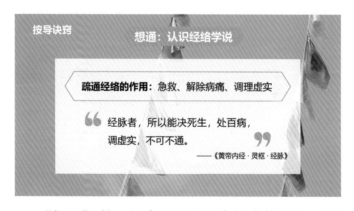

按导诀窍　　　　　　想通：认识经络学说

疏通经络的作用：急救、解除病痛、调理虚实

经脉者，所以能决死生，处百病，调虚实，不可不通。

——《黄帝内经·灵枢·经脉》

"想通"，第一层意思是要明白经络的原理。《黄帝内经·灵枢·经脉》说到"经脉者，所以能决死生，处百病，调虚实，不可不通"。这里讲得很清楚，疏通经络，可以决死生，急救；可以处百病，解除各种病痛；可以调虚实，调和气血，养生保健；经络不可不通。

经络学说是传统中医基础理论的重要组成部分，学中医有句话，"不懂十二经络，开口动手便错"。按导就是立足于经络穴位，用最简单的手法直接按通经络。

那为什么按了穴位就可以起到"决死生、处百病、调虚实"的作用呢？《黄帝内经·灵枢·九针十二原》有一句话"刺之要，气至而有效"。这个刺，可以用手用力刺激穴位，有力就有气，气到了就有效。为什么有效？因为刺激了穴位，通过经络的传导，启动人体五脏六腑自我调节、自我修复的能力。现代医学也逐渐发现，患病后，身体的恢复主要还

**按导诀窍** 想通：认识身体和情绪的关系

66 心主喜，肺主忧，脾主思，肝主怒，肾主恐 99

**经络不通，五脏不安，导致情绪失控。**

66 喜伤心，忧伤肺，思伤脾，怒伤肝，恐伤肾 99

**错误观念，放纵情绪，影响脏腑正常功能。**

是靠人体的自我愈合、自我修复能力。所以，有不舒服，按起来就对了，足够的力量和时间，自然就有效，就这么简单！

"想通"，第二层意思是要认识身体和情绪的关系，身心是相互影响的。这在《黄帝内经》有完整的表述。一方面，"心主喜，肺主忧，脾主思，肝主怒，肾主恐"，五脏六腑是主导情绪的主人，如果经络不通，五脏不安，容易导致情绪失控。我们应该都有体会，身体不舒服的时候，很容易胡思乱想，或者害怕担忧，或者容易生气，等等。

另一方面，"喜伤心，忧伤肺，思伤脾，怒伤肝，恐伤肾"告诉我们，错误的观念，放纵情绪，使情绪反客为主，就会伤到五脏六腑，影响人体的正常功能。比如生气时往往会感觉肋部不舒服或是睡不着，甚至血压升高，这是因为"怒伤肝"，生气导致肝经不通，肝脏功能失调，就会出现这些问题。生过气的人都会有这些感受。

生气了，堵塞肝经，自己身体、心里都难受，那就按太冲穴，疏通肝经，缓解不适。如果按太冲穴会感到疼痛，就说明肝经不通，若没有及时疏通，不仅会导致头晕、眼睛干涩、女性月经不调等身体问题，还会导致郁闷、急躁易怒等情绪问题，所以要赶紧按，经常按，养生保健不能等。按完后，再感觉一下，是不是心胸比较舒畅，眼睛比较舒服，头脑比较清醒，特别是情绪比较平和了？

**按导诀窍**　　想通：认识身体和情绪的关系

看不清，想不通，心里堵
导致不良情绪，影响身体健康。

学习中华优秀传统文化
树立正见，认清真相。
摆脱错误，重复正确。

想通很重要。不通就是堵，心里堵了，就会产生不良情绪，影响身体健康。那为什么会想不通？原因就是看不清，理不清，导致错误的认识，产生错误的判断，再加上固执、执着，导致矛盾、冲突、纠结、烦恼。想不通，心里就堵了，健康问题就出现了。

所以，一定要学习中华优秀传统文化，"树立正见，认清真相，摆脱错误，重复正确"。看清楚，不执着，没有烦恼，没有挂碍，身心通畅自在。

第三是沟通。为什么要沟通？和谁沟通？

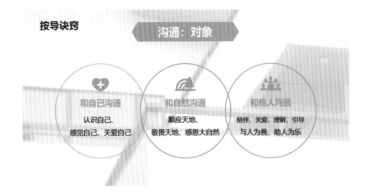

我们都知道，每个人都不是绝对独立的，特别是健康，和生活环境、自然环境有关，和社会关系有关。要学会把自己和各个方面联系起来，沟通起来，而不是对立、排斥。对立、排斥也是堵塞，也会影响到自己的身心健康，所以沟通很重要。

按导养生保健怎样沟通？和谁沟通呢？首先要和自己沟通，要认识自己，感觉自己，关爱自己。多按按自己，多自我反省，引导自己走向正向的情绪观念。不要对自己的身体及情绪都毫无觉察。

养生保健还要和自然环境沟通，要适应自然环境，顺应天地，敬畏大自然。在衣食住行方面都要根据天气时节的变化来调节。比如饮食，要"节饮食"，要按时节来吃，少吃反季节的食品等等。

在学习按导养生保健的过程中，学会与他人沟通也尤为重要。学会按导，可以帮助家人，但在用按导帮助家人缓解病痛时，要学会沟通，不是一见面就按起来，按痛了，对方不理解，反而会误解按导。按导有两个基本点：对自己可以狠一点儿，对别人一定要温柔一点儿。

按导之前要先作解释，分享自己的体验，征求对方同意后再帮助按穴位，要由轻到重，耐心地帮对方按，并把按导心得分享给对方。这就是陪伴、关爱、理解、引导。在和对方沟通时，还要调整好自己的心态，要有助人为乐的精神，带着慈悲心祝愿对方身心健康。

良好的沟通，不仅可以帮助别人，自己也可受益。比如，语言的沟通，和自己、和对方身体状况密切相关。

说爱语，真心鼓励赞美对方，给对方快乐，良言一句三冬暖，同时自己也会感到欢喜，"心主喜"，正向的欢喜就是在养心。我们常说的助人为乐，就是热心肠，心属火，帮助别人，自己的内心是热乎乎的。

给希望，多说鼓励支持对方的话，有助于肝气的舒发。肝，五行属木，生机勃发，充满希望，最怕打压抑制。与人沟通，要多些鼓励与支持。

讲实话，是养脾。因为在中医里，脾对应"信"，"人无信不立"，诚信为人就是在健脾。所以要言行一致，说到做到。脾主思，要学会正向思考，对他人多些理解与包容。

送祝福。在中医里，肺主忧，肺藏魄，负面的担忧会影响肺，要转负面为正向，给予他人更多的祝福祝愿，有助于健肺。

在与人沟通时，要学会倾听。肾开窍于耳，学会倾听，就是在养肾。用心倾听，才能正确理解对方的需求，而不是用自己的设定、判断和对方交流。肾主智，在沟通或传递信息时，不传播小道消息，否则就是无中生有，没有智慧。

按导三通的关键和目标是心平气和。

首先，传统中医认为心是特别关键的。"心主脉"，心有一动则脉有一曲，"心动则五脏六腑皆摇"。心一动，情绪就容易波动，情绪一波动神志就会受到干扰，脏腑也会动荡不安，身体自然不舒服。"百病由心生"就是这个道理。

学习按导，三分按，七分导，加起来就等于十分健康，身心完整的健康。所以，心态的调整特别重要，心平气和，身心轻安。

按导诀窍　　**心平气和**

**修身养性**

是人这一生中非常有价
值的追求

**深层的宁静**

SHEN CENG DE NING JING

唯有找到心灵深层的宁静，
才不会在妄念的波涛中
跌宕起伏，不由自主。

学习养生，更重要的是要调心，要坚持学习中华优秀传统文化，要真正做到心平气和，"唯有找到心灵深层的宁静，才不会在妄念的波涛中跌宕起伏，不由自主"。只有修身养性，才能把握健康，成为生命的主人！

"三通一平，按通、想通、沟通，心平气和"就是按导养生的诀窍。掌握这些诀窍能帮助我们获得身心和谐、健康快乐。

# 按导的注意事项

◎按导养生立足于预防保健，不可代替专业医疗。

◎不可一直按住穴位痛点，要按揉3—5秒后松开2—3秒，再依此频率按揉。对别人不可过于用力，要先沟通，提醒其不通则痛，开始时要轻揉，注意观察对方的感受，循序渐进。

◎按导后不可立刻接触寒凉之物，如用凉水冲洗身体、从冰箱取物等，平时也要注意保暖。

◎若对方体虚体弱，穴位痛感强烈，一定要以轻揉为主。按导位置一定要避开手术伤口或是外伤处。对孕妇或是治疗中的病人，不建议按导。

◎若按导时出现头晕、胸闷、气短、恶心等异常现象，应立刻停止按揉，并喝点儿热水，稍作活动。若出现昏迷，可掐按少商穴等进行急救。

# 手太阴肺经

## 概　述

"肺者，相傅之官，治节出焉。"（摘自《黄帝内经·素问·灵兰秘典论》）

肺与大肠相表里；肺主气，司呼吸，其华在皮毛，开窍于鼻，味辛，色白，在液为涕……

肺与秋季相对应，秋燥伤肺，秋季要注意养肺。

肺藏魄，主忧。五常为礼，五毒为慢。（注：本书五脏与五常、五毒的对应为作者个人见解。）

五常是指儒家的仁、义、礼、智、信，在《史记》、《伤寒论》的序言等处都有提及五脏对应五常，也就是身体的心、肝、脾、肺、肾与社会关系相互影响。

在佛家，贪、嗔、痴、慢、疑是伤害人心的五毒，也直接伤害人体的五脏。比如慢，即傲慢，心气高，拥堵心胸，就会伤害到肺脏。

## 经脉循行

　　"肺手太阴之脉，起于中焦，下络大肠，还循胃口，上膈属肺。从肺系，横出腋下，下循臑内，行少阴、心主之前，下肘中，循臂内上骨下廉，入寸口，上鱼，循鱼际，出大指之端。其支者，从腕后，直出次指内廉，出其端。"

　　　　　　　　　　　（摘自《黄帝内经·灵枢·经脉》）

　　肺经起于中焦，中焦主要包括脾胃，脾胃为气血生化之源。肺和大肠相表里，关系最为密切，通过经络连接在一起，故肺经下络大肠，并返行经过胃口，归属肺。再从肺出来，从腋下走手臂的内侧上沿，到手掌的鱼际，再到大拇指指端，另一支路通到食指指端。

## 证　候

　　"是动则病，肺胀满，膨膨而喘咳，缺盆中痛，甚则交两手而瞀，此为臂厥。是主肺所生病者，咳，上气，喘渴，烦心，胸满，臑臂内前廉痛厥，掌中热。气盛有余，则肩背痛，风寒，汗出中风，小便数而欠；气虚，则肩背痛、寒，少气不足以息，溺色变。"

（摘自《黄帝内经·灵枢·经脉》）

经络不通就会有病痛。肺经不通，会出现呼吸功能失调的症状，如咳、喘、胸闷、咳血、咽痛等；经络循行部位也会出现病痛，如肩颈痛、手臂酸麻、大拇指疼痛等；和肺相关的皮肤、关节也会出现问题，如皮肤过敏、关节疼痛等。

## 手太阴肺经穴位

## 1.穴位图

肺手太阴十一穴，
中府云门天府列，
侠白尺泽孔最存，
列缺经渠太渊涉，
鱼际直出大指端，
内侧少商如韭叶。

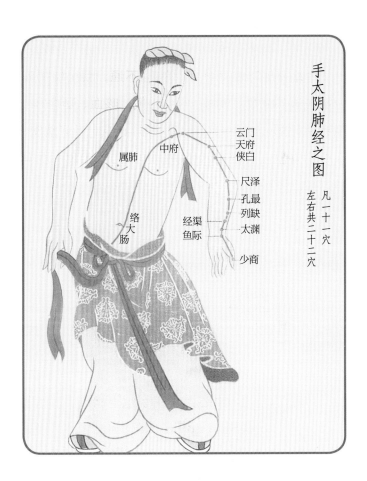

手太阴肺经之图

凡十一穴
左右共二十二穴

云门
天府
侠白

中府

属肺

尺泽
孔最
列缺
太渊

经渠
鱼际

络大肠

少商

# 2. 主要穴位

## （1）尺泽穴

合穴，属水，金生水，可泻本经（脏）之热。

定位：在肘横纹中，肱二头肌肌腱桡侧凹陷处。

主治：咳嗽、气喘、潮热，肘臂挛痛、关节扭伤；可泻热，降逆气（高血压）。

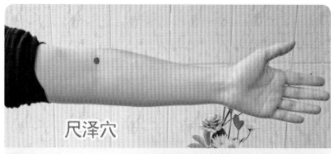

尺泽穴

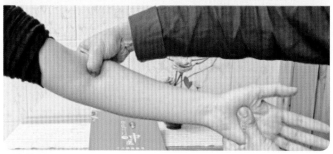

### （2）孔最穴

郄穴，治疗急性病。

定位：在前臂掌面桡侧，尺泽与太渊的连线上，腕横纹上7寸处。

主治：咳血、鼻衄、咳嗽气喘、热病无汗，主孔窍（毛孔、鼻孔、肛门等）病，戒烟。

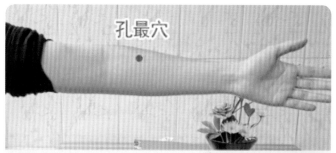

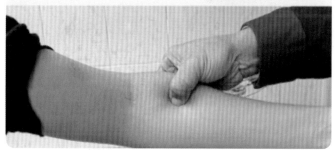

### （3）列缺穴

络穴、八脉交会穴，通任脉。

定位：在前臂桡侧，桡骨茎突上方，腕横纹上1.5寸。

主治：外感头痛，项强，咳嗽气喘，咽喉肿痛，"头项寻列缺"。

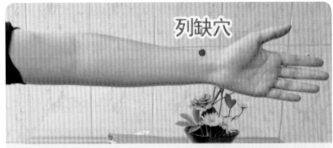

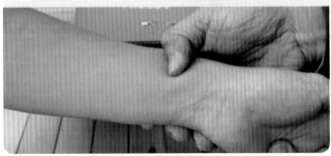

**（4）太渊穴**

输穴、原穴、八会穴（脉会太渊）。

定位：腕掌侧横纹桡侧，桡动脉搏动处。

主治：咳嗽气喘，腕臂痛，静脉曲张，为肺经大补穴。

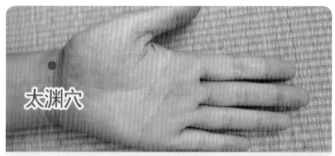

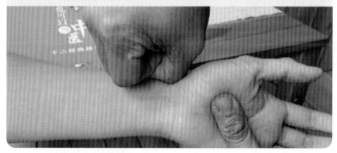

### （5）鱼际穴

荥穴，有"保命穴"之称。

定位：第一掌骨中点桡侧，赤白肉际处。

主治：热性咳喘，心中烦热，小儿疳积停食。

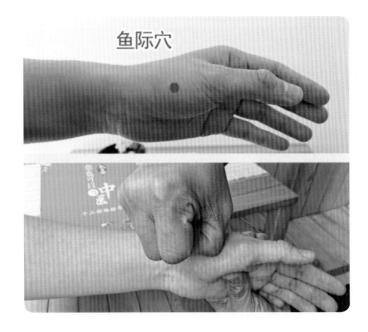

鱼际穴

## （6）少商穴

井穴。

定位：手拇指末节桡侧，距指甲角0.1寸。

主治：咽喉肿痛、发热、咳嗽，昏迷、癫狂、中风。

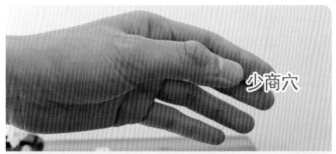

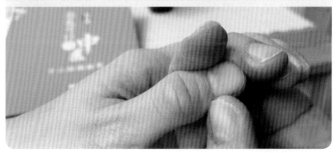

# 手太阴肺经养生

## 1. 按导疏通

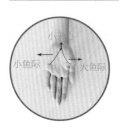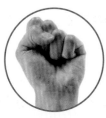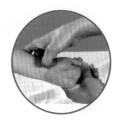

通则不痛：按通，可用按、揉、掐、拍、敲、刮等手法。

经络不通，可以先用手或按导工具按通。用手可以运用手指、指节、手掌、拳头等不同部位和手型来按揉刺激穴位。关键要"顶进去，揉一揉"，按到位的话穴位会有酸麻胀痛的感觉。

## 2. 保暖

"形寒饮冷则伤肺。"

肺呼吸外界的气，肺主皮毛，对气温最为敏感，保暖是养生的关键。经络之气起于中焦脾胃，寒凉饮食伤胃伤肺，故传统养生提倡温热饮食。

## 3. 管理情绪

肺主忧，忧伤肺。

管理引导情绪：发展正向"忧"的情绪，如忧国忧民。

身体五脏是情绪的主人，我们要管理好情绪，若情绪反客为主，就会伤到五脏。管理情绪，不是压抑情绪，而是正向引导情绪，不要为鸡毛蒜皮的小事担忧，扩大胸怀气血自然通畅。

## 4. 承担

肺藏魄，勇于承担，提升魄力。

肺和魄相互影响，肺经不通，肺气不足，就会变成"窝囊肺"。反之，有担当，有魄力，长养肺气，肺脏自然安康。

## 5. 礼貌

要肺气通，谨记五常为礼，五毒为慢；百善孝为先，待人接物常存恭敬心、慈悲心，有礼有节，谦虚待人。

在日常生活和工作中，要遵守法规，孝敬长辈，与人为善，持之以恒自然气顺经络通、心情愉悦。

# 手阳明大肠经

## 概　述

大肠经，五行属金，与肺相表里。

"大肠者，传道之官，变化出焉。"

"阳明者，两阳合明也。"

**三阳：**为少阳、太阳、阳明三经的总称。阳明为少阳、太阳相合，阳气最盛。故按导阳明经，可快速提升阳气，消除病痛。

## 经脉循行

"大肠手阳明之脉，起于大指次指之端，循指上廉，出合谷两骨之间，上入两筋之中，循臂上廉，入肘外廉，上臑外前廉，上肩，出髃骨之前廉，上出于柱骨之会上，下入缺盆，络肺，下膈，属大肠。

"其支者，从缺盆上颈，贯颊，入下齿中；还出挟口，交人中，左之右、右之左，上挟鼻孔。"

（摘自《黄帝内经·灵枢·经脉》）

大肠经"起于大指次指之端"，接上肺经，最后"出大指之端"及"直出次指内廉，出其端"，可见经络都是相通的。

## 证候

"是动则病，齿痛，颈肿。

"是主津所生病者，目黄，口干，鼽衄，喉痹，肩前臑痛，大指次指痛不用。气有余，则当脉所过者热肿；虚，则寒栗不复。"

（摘自《黄帝内经·灵枢·经脉》）

"是动则病"，不通则痛。大肠经不通常表现为头面口齿的疼痛病变，其循行部位也会出现疼痛，疏通大肠经，可治疗这些疼痛和病变。

## 1.部位问题

口齿鼻、肩颈臂、皮肤、腹部、头部及全身疼痛等。

## 2. 功能问题

便秘、腹泻、身冷无力、虚弱、咳嗽等。

"不通则痛"的痛，泛指身体部位的疼痛，肢体功能性障碍以及其他各种不舒服的感觉。经络不通，阳气无法输布全身，则导致虚弱畏寒，可能引发身体气血不足的部位出现疼痛、病变。故疏通大肠经可以缓解多种病痛。

## 手阳明大肠经穴位

## 1. 穴位图

手阳明穴起商阳，二间三间合谷藏，

阳溪偏历温溜长，下廉上廉手三里，

曲池肘髎五里近，臂臑肩髃巨骨当，

天鼎扶突禾髎接，鼻旁五分号迎香。

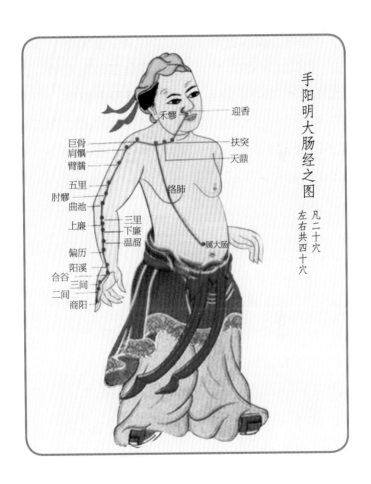

手阳明大肠经之图

凡二十六
左右共四十六

迎香
扶突
天鼎
络肺
属大肠

禾髎
巨骨
肩髃
臂臑
五里
肘髎
曲池
上廉
三里
下廉
温溜
偏历
阳溪
合谷
三间
二间
商阳

# 2. 主要穴位

## （1）合谷穴

原穴，"面口合谷收"，强壮穴。

定位：在手背，第一、二掌骨间，当第二掌骨桡侧中点处。

主治：头痛、目赤肿痛、齿痛、耳聋、疟腮、腹痛、便秘，经闭、滞产，风疹。

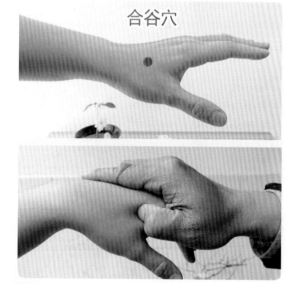

合谷穴

## （2）曲池穴

合穴，属土，大肠经湿浊之气聚集于此。

定位：在肘横纹外侧端，屈肘，当尺泽与肱骨外上髁连线中点处。

主治：热病、头痛、眩晕、癫狂，上肢不遂、手臂肿痛，瘾疹、腹痛吐泻。"高烧不退，引曲池水灭。"

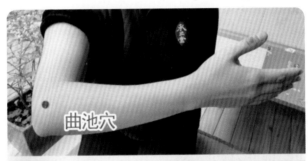

曲池穴

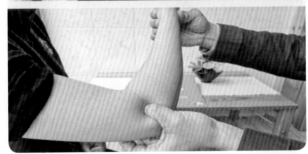

### （3）臂臑穴

定位：自然垂臂时，在臂外侧三角肌止点处。

主治：肩臂痛，瘰疬，目疾（麦粒肿）。

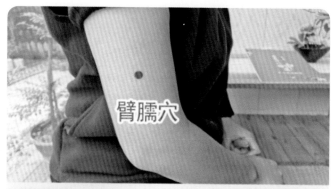

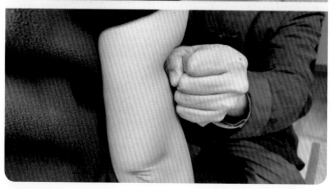

## （4）迎香穴

定位：在鼻翼外缘中点旁，当鼻唇沟中。

主治：鼻塞、鼽衄、口喎、面痒，胆道蛔虫病。

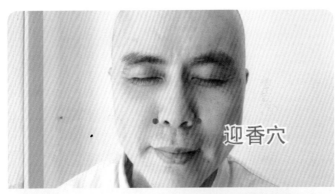

迎香穴

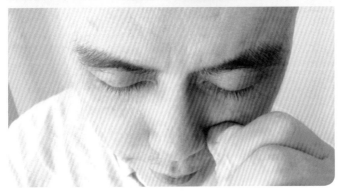

# 手阳明大肠经养生

## 1. 按导疏通

肠者，畅也。

肠，以通畅为功用。俗话说："欲无病，肠无渣，欲长寿，肠常清。"可见肠道通畅的重要性。平时可以多揉腹，多按大肠经络的穴位。

同时也要关注自身的情绪，要明事理，懂得换位思考，保持心情轻松、愉悦、舒畅，身体才会健康。

## 2. 承担

提升阳气，勇于承担。

阳气足，则精神焕发，精力充沛，乐于承担。同时，积极乐观、阳光向上的情绪也对身体阳气的升发有帮助，气血通畅了身体自然就健康。

## 3. 转念

"大肠者，传道之官，变化出焉。"

这里的"道"，不单指通道，也指天地之道。大肠，传送的是美味佳肴经消化吸收后变成的糟粕，同时也传递"变化之道"，提示万事万物都在变化中。

## 4. 放下

大肠具有排泄功能，意指放下。

肠要通畅，暂存肠道的糟粕就要及时清空。这也提醒我们，不能对暂归自己所有的身外之物留恋不舍，要学会放下。

# 足阳明胃经

## 概　述

　　胃，五行属土，与脾相表里，主受纳。又名"太仓"，"脾胃者，仓廪之官，五味出焉"。

　　"仓廪实而知礼节，衣食足而知荣辱。"（摘自《史记·管晏列传》）

　　胃，粮仓，提示我们"五谷为养"。脾胃相表里，关系密切，"脾胃"也是我们的日常用语。

## 经脉循行

　　"胃足阳明之脉，起于鼻，交頞中，旁纳太阳之脉，下循鼻外，入上齿中，还出挟口环唇，下交承浆，却循颐后下廉，出大迎，循颊车，上耳前，过客主人，循发际，至额颅。其支者，从大迎前，下人迎，循喉咙，入缺盆，下膈，属胃，络脾。其直者，从缺盆下乳内廉，下挟脐，入气街中。其支者，起于胃口，下循腹里，下至气街中而合，以下髀关，抵伏兔，下膝膑中，下循胫外廉，下足跗，入中指内间。

"其支者，下廉三寸而别，以下入中指外间。

"其支者，别跗上，入大指间，出其端。"

（摘自《黄帝内经·灵枢·经脉》）

胃经从头面下胸腹，到腿脚外侧前沿，进入第三趾的两侧，分支从第一趾出来，连接脾经。

## 证候

"是动则病，洒洒振寒，善呻数欠颜黑，病至则恶人与火，闻木声则惕然而惊，心欲动，独闭户塞牖而处，甚则欲上高而歌，弃衣而走，贲响腹胀，是为骭厥。

"是主血所生病者，狂、疟、温淫，汗出，鼽衄，口喎，唇胗，颈肿，喉痹，大腹水肿，膝膑肿痛；循膺、乳、气街、股、伏兔、骭外廉、足跗上皆痛，中指不用。气盛，则身以前皆热，其有余于胃，则

41

消谷善饥，溺色黄；气不足，则身以前皆寒栗，胃中寒则胀满。"

（摘自《黄帝内经·灵枢·经脉》）

胃经不通，若身上阳气不足，则会出现发冷时颤抖，害怕和人交流，闭户不出的情况；若阳气拥堵，则表现过于亢奋，严重的会想要登高而歌，甚至弃衣而走。

胃经不通，则循行部位都有可能产生病痛，或脾胃功能失调。

## 1.部位问题

口齿眼鼻、乳腺、腹部、腿脚关节等。

## 2.功能问题

腹胀便秘、痉挛、身体疼痛、疲惫虚弱、狂躁忧郁等。

胃经不通的常见病痛，可从疏通胃经入手，通则不痛。

# 足阳明胃经穴位

## 1. 穴位图

四十五穴足阳明，承泣四白巨髎行，
地仓大迎登颊车，下关头维接人迎，
水突气舍缺盆下，气户库房屋翳中，
膺窗乳中下乳根，不容承满下梁门，
关门太乙滑肉门，天枢外陵大巨存，
水道归来达气冲，髀关伏兔阴市临，
梁丘犊鼻足三里，上巨虚连条口底，
下巨虚上丰隆位，解溪冲阳陷谷中，
内庭穴在次指外，厉兑趾端甲角平。

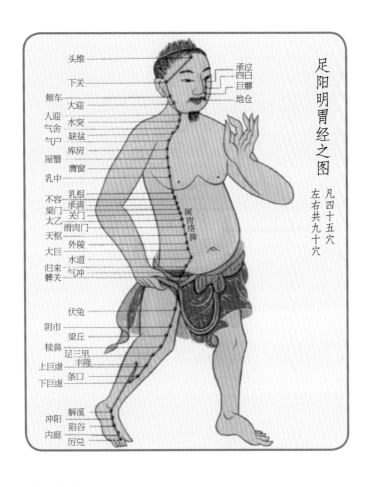

足阳明胃经之图

凡四十五穴
左右共九十穴

头维
下关
颊车　大迎
人迎　水突
气舍　缺盆
气户
屋翳　库房
　　　膺窗
乳中
　　　乳根
不容　承满
梁门　关门
太乙　滑肉门
天枢
大巨　外陵
　　　水道
归来　气冲
髀关

伏兔
阴市　梁丘
犊鼻　足三里
上巨虚　丰隆
下巨虚　条口

冲阳　解溪
内庭　陷谷
　　　厉兑

承泣
四白
巨髎
地仓

属胃络脾

44

# 2. 主要穴位

## （1）四白穴

定位：面部，目正视，瞳孔直下，当框下孔凹陷处。

主治：目赤肿痛、眼睑瞤动、近视，面痛、口㖞，胆道蛔虫病，头痛、眩晕。

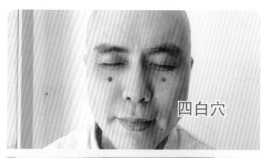

四白穴

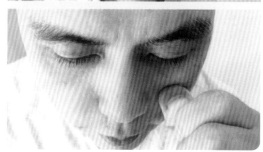

## （2）下关穴

足阳明经与足少阳经的交会穴。

定位：在面部耳前方，当颧弓与下颌切迹所形成的凹陷处。

主治：耳聋、耳鸣，齿痛、口㖞、面痛。

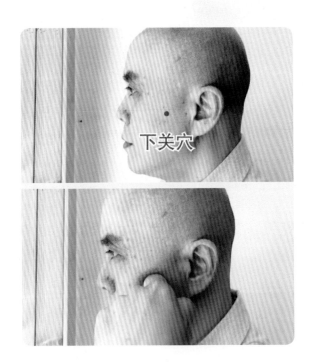

## （3）天枢穴

定位：在腹中部，脐中旁开2寸。

主治：腹胀肠鸣，便秘、泄泻，症瘕，痛经。

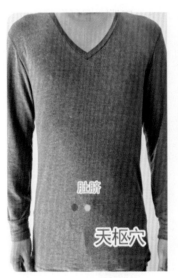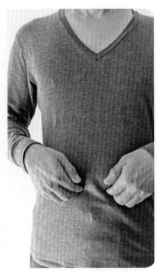

### （4）梁丘穴

为足阳明胃经之郄穴。

定位：屈膝，在大腿前面，当髂前上棘与髌底外侧端的连线上，髌底上2寸。

主治：急性胃痛，乳痛，膝关节肿痛，下肢不遂。

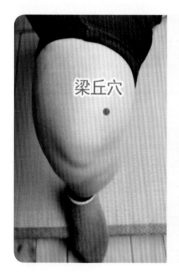
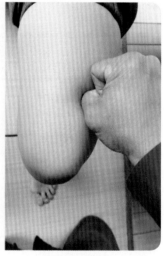

### （5）足三里穴

定位：在小腿前外侧，当犊鼻穴下3寸，距胫骨前缘一横指。

主治：虚劳羸瘦，咳嗽气喘，心悸气短，头晕，癫狂；乳痈；膝痛痿痹，脚气水肿。《四总穴歌》中有"肚腹三里留"的说法，指脾、胃、肠道的疾患可用足三里穴治疗。

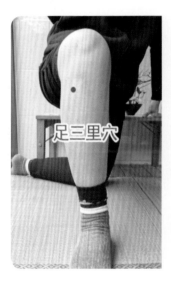

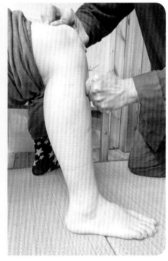

## （6）丰隆穴

定位：在小腿前外侧，当外踝尖上8寸，距胫骨前缘二横指。

主治：咳嗽、痰多、哮喘，头痛、眩晕、癫狂，下肢痿痹。

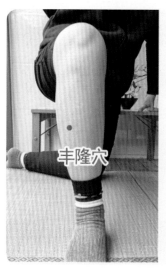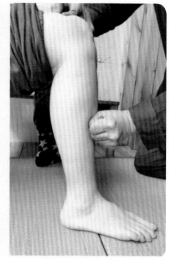

# 足阳明胃经养生

## 1. 温热饮食

保胃气，胃主受纳，腐熟水谷。

我们吃进去的食物，需要经过胃的腐熟，身体才能吸收水谷之精微。腐熟过程需要消耗大量的阳气，因此，应温热饮食，减轻胃的阳气消耗，这样身体才能更健康。

## 2. 五谷为养

《道德经》："为腹不为目。"

腹部，俗称肚子，指脾胃。脾胃是"仓廪之官"，以存放五谷杂粮为主，中医特别强调"五谷为养"，五谷能颐养五脏的真气。因此，饮食不能贪图口舌之欲，要注意营养均衡。

## 3. 包容接纳

胃，属土，具承载、受纳、包容的特性。

胃五行属土，我们要学习"土性"。土地，厚德载物，承载我们生活的基础，默默无闻，毫不计较。我们要学习"土"的包容接纳，长养"土性"，起到调理脾胃的作用。

# 4. 田

"胃"字从田从肉(月为肉之古写)，依形来看，胃为肉上有田，其意便是人体之中有农田，田承受五谷之土，故胃有太仓之称。

田地，提醒我们："五谷为养"，不种粮食，甚至杂草丛生，就不是良田了；应遵从生命规律，种瓜得瓜，种豆得豆。

# 足太阴脾经

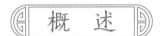

## 概　述

"脾胃者，仓廪之官，五味出焉。"

脾为后天之本，"土藏也"。

脾居中央，主四时，为生化之源，主肌肉、主四肢。

脾喜燥恶湿。

脾主信；脾藏意，脾主思。五常为信，五毒为疑。

学习中医经络按导，要学会把脏腑与皮肉筋骨、四时五行都联系起来，包括对应的情绪、观念等，建立天地人一体、人体小天地的整体观，关注身心和谐健康。

## 经脉循行

"脾足太阴之脉，起于大指之端，循指内侧白肉际，过核骨后，上内踝前廉，上踹内，循胫骨后，交出厥阴之前，上膝股内前廉，入腹，属脾，络胃，上膈，挟咽，连舌本，散舌下。

"其支者，复从胃，别上膈，注心中。

"脾之大络，名曰大包，出渊腋下三寸，布胸胁。"

（摘自《黄帝内经·灵枢·经脉》）

脾经接着胃经的终点开始，从腿脚的内侧面，上腹部胸口，到咽喉舌下；分支注入心中，又是下一条经络手少阴心经的起点。

## 证　候

"是动则病，舌本强，食则呕，胃脘痛，腹胀善噫，得后与气，则快然如衰，身体皆重。

"是主脾所生病者，舌本痛，体不能动摇，食不下，烦心，心下急痛，溏瘕泄，水闭，黄疸，不能卧，强立股膝内肿、厥，足大指不用。"

"脾之大络……实则身尽痛，虚则百节皆纵。"

（摘自《黄帝内经·灵枢·经脉》）

经络不通，则脾脏运化功能失调，吃不下，呕吐腹胀等；经络不通，则经络循行部位都有可能出现病痛。

脾属土，喜燥恶湿。若湿气重、水气盛，土就黏腻，变得很重，对应人体，则表现为"身体皆重""体不能动摇"。在中医里，表述体重身痛腰痛"如带五千钱"，可见身体不能"炫富"，包括有"富贵包"都说明身体不健康了。

经脉循行部位的其他症状：胃脘痛、呕、嗳气、腹胀、便溏、便秘、黄疸、身重无力、舌根强痛、下肢内侧肿胀、厥冷、大趾运动障碍等。

经络不通，脏腑功能失调，脾胃受纳运化功能受影响，表现为肚子胀痛及排泄问题等。足太阴脾经经过小腹前阴，经络不通则经过部位易发生病痛，表现为生殖系统问题，如妇科或男科的问题。

# 足太阴脾经穴位

## 1. 穴位图

二十一穴脾中州，

隐白在足大趾头，

大都太白公孙盛，

商丘三阴交可求，

漏谷地机阴陵泉，

血海箕门冲门留，

府舍腹结大横上，

腹哀斜上连食窦，

天溪乳旁开二寸，

胸乡周荣大包留。

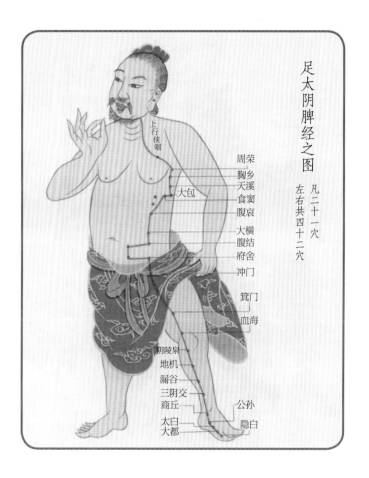

足太阴脾经之图

凡二十一穴
左右共四十二穴

上行侠咽

周荣
胸乡
天溪
食窦
腹哀

大包

大横
腹结
府舍

冲门

箕门

血海

阴陵泉
地机
漏谷
三阴交
商丘
太白
大都

公孙
隐白

# 2. 主要穴位

## （1）公孙穴

为足太阴脾经之络穴，通冲脉。

定位：在足内侧，当第一跖骨基底的前下方。

主治：胃痛，呕吐、腹胀、腹痛、泄泻、痢疾，心痛、胸闷。

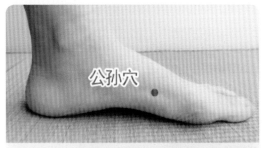

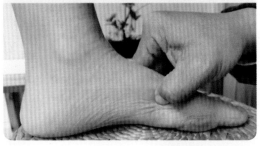

## （2）三阴交穴

为足太阴脾经、足少阴肾经、足厥阴肝经交会穴。

定位：在小腿内侧，当足内踝尖上3寸，胫骨内侧缘后方。

主治：月经不调、崩漏、带下，遗精、阳痿，遗尿，水肿，肠鸣腹胀、泄泻、便秘，下肢痿痹、脚气。

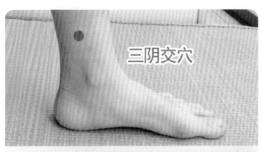

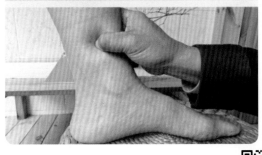

### （3）阴陵泉穴

定位：在小腿内侧，当胫骨内侧髁后下方凹陷处。

主治：腹胀，水肿，泄泻，小便不利或失禁；膝痛；阴茎痛，妇人阴痛、带下。

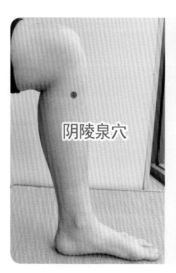
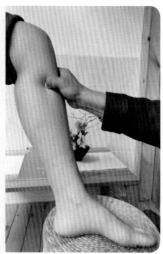

**（4）血海穴**

定位：屈膝，在大腿内侧，髌底内侧端上2寸，当股四头肌内侧头的隆起处。

主治：月经不调、经闭、崩漏，湿疹、瘾疹、丹毒。

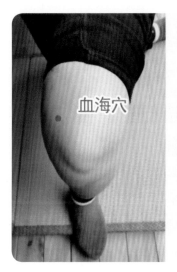
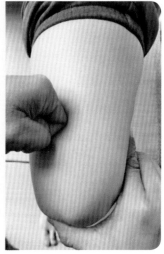

# 足太阴脾经养生

## 1. 五谷为养

水谷精微。

脾胃相表里，为"仓廪之官"，受纳运化水谷，这是人体活动所需气血的来源。脾胃功能正常，人体自然气血充足。

## 2. 诚信为本

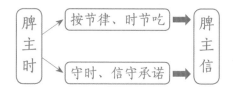

在中医里，脾对应时节，控制人体脏腑气血运行和天地时节相应，使人体适应天地时节的变化。脾胃管理饮食，因此我们要按节律（三餐）、时节、季节饮食，少吃反季节的食品。脾对应信，在日常生活中我们应守时、讲诚信，说到做到，好的习惯能够帮助身体保持健康。

# 3. 学会思考

喜怒忧思恐，脾对应思。"茶不思，饭不想"，说的是想多了，吃不下了，这是因为"思伤脾"。想多了，自然会有各种猜疑；什么都不想，不思考，不动脑，会变得愚痴。所以要学会正确地思考，要走中道，不要想太多，也不能什么都不想。

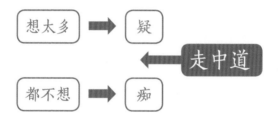

# 手少阴心经

## 概　述

心，君主之官；心生血，心主脉，开窍于舌；心主喜，心平气和。

百病由心生，"心动则五脏六腑皆摇"。心所对应的五常为仁，五毒为贪。

中医认为，心为五脏六腑之大主，为"君主之官"，心清明，则下属各自相安运转，协调配合，即"主明则下安"。同时心也是人体精神活动的主导。"百病由心生"，人体的病痛大部分也是由心的问题引起，没有明辨是非，没有看清真相，或昏昧，或判断错误，导致邪气入侵，身体产生病痛。

## 经脉循行

"心手少阴之脉，起于心中，出属心系，下膈，络小肠。

"其支者，从心系，上挟咽，系目系。

"其直者，复从心系，却上肺，下出腋下，下循臑内后廉，行太阴、心主之后，下肘内，循臂内后廉，抵掌后锐骨之端，入掌内后廉，循小指之内，出其端。"

（摘自《黄帝内经·灵枢·经脉》）

心经起于心中，接脾经最后的"注心中"，可见经络都是相通的。最后"循小指之内，出其端"，又连着手太阳小肠经。

## 证 候

"是动则病，嗌干，心痛，渴而欲饮，是为臂厥。

"是主心所生病者，目黄，胁痛，臑臂内后廉痛、厥，掌中热痛。"

（摘自《黄帝内经·灵枢·经脉》）

# 2. 主要穴位

## （1）极泉穴

定位：上臂外展，在腋窝顶点，腋动脉搏动处。

主治：心痛、心悸，胸闷气短，胁肋疼痛，肩臂疼痛，腋臭。

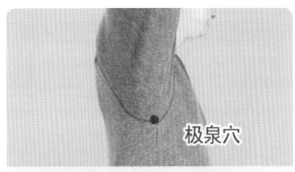

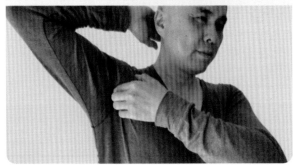

## （2）少海穴

定位：屈肘举臂，在肘横纹内侧端与肱骨内上髁连线中点。

主治：心痛，肘臂挛痛麻木，手颤，瘰疬。

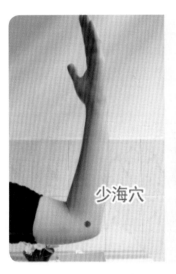
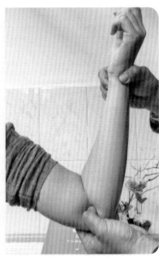

### （3）神门穴

定位：在腕部，腕掌侧横纹尺侧端，尺侧腕屈肌腱的桡侧凹陷处。

主治：失眠、健忘、呆痴、癫狂，心痛、心悸、心烦。

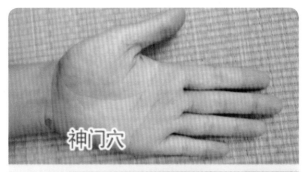

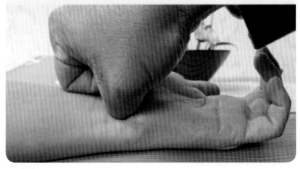

## （4）少府穴

定位：在手掌面，第四、第五掌骨之间，握拳时当小指尖处。

主治：心悸，胸痛；小便不利，遗尿，阴痒痛；小指挛痛，掌中热。

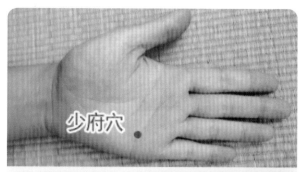

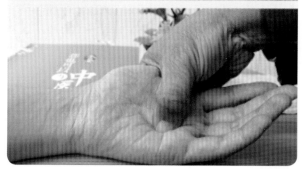

## （5）少冲穴

定位：在手小指末节桡侧，距指甲角0.1寸。

主治：心悸、心痛，癫狂，热病，昏迷，胸胁痛。

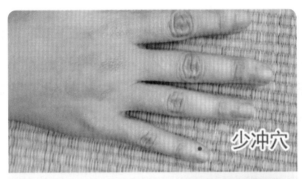

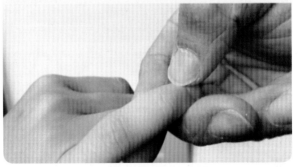

# 手少阴心经养生

## 1. 热心肠

心五行属火，火性温暖，心态表现要阳光热情；"火曰炎上"，心态表现要积极向上。长养正向的火性，才是正确的养心方式。在日常生活中，要说好话，做好事，存好心，让心肠热起来。

## 2. 心主喜

人生三乐——知足常乐，自得其乐，助人为乐。

心主喜，学习按导养生，发现人体自有大药，本自具足，知足常乐，一笑；按导可以自己给自己按，不求人，把健康掌握在自己手中，自得其乐，二笑；学习按导后还可以随手帮助身边人解除病痛，关爱他人，助人为乐，三笑。

## 3. "君主之官"

"主明则下安。"

心为君主之官，保持清明，明察秋毫，属下自能恪守职责，自觉运作。

## 4. 心藏神

形与神俱，则心平气和。

心藏神，心神合一，身心健康。若神不守舍，则身心分离。在生活中应做到身心合一，形与神俱，宠辱不惊，心平气和。

# 手太阳小肠经

## 概　述

"小肠者，受盛之官，化物出焉。"

心与小肠相表里，属"丙火"。

小肠主液，泌别清浊。

心和小肠关系最为密切，"好心肠"一词蕴含有中医的道理。

心是君主之官，是健康的"第一责任人"，但身体有问题，却需要其他脏腑来承担责任。

"病"字体现了生病的原因——是"丙"（小肠）出问题了，可以通过疏通小肠经来缓解。

## 经脉循行

"小肠手太阳之脉，起于小指之端，循手外侧上腕，出踝中，直上循臂骨下廉，出肘内侧两筋之间，上循臑外后廉，出肩解，绕肩胛，交肩上，入缺盆，络心，循咽，下膈，抵胃，属小肠。

"其支者，从缺盆循颈，上颊，至目锐眦，却入耳中。

"其支者，别颊上䪼，抵鼻，至目内眦，斜络于颧。"

（摘自《黄帝内经·灵枢·经脉》）

小肠手太阳之脉，走手臂的阳面，即外侧面，和心经相对称。其分支最后通到头面，入耳中，或到达眼内角，斜行而络于颧骨部，连接足太阳膀胱经。

## 证　候

"是动则病，嗌痛，颔肿，不可以顾，肩似拔，臑似折。

"是主'液'所生病者，耳聋，目黄，颊肿，颈、颔、肩、臑、肘、臂外后廉痛。"

"实，则节弛肘废；虚，则生疣，小者如指痂疥。"

（摘自《黄帝内经·灵枢·经脉》）

经络不通，则循行部位都有可能出现疼痛。这里提及的"实""虚"的症状，根本原因还是经络不通，进行按导，疏通经络，就可以双向调节。

## 手太阳小肠经穴位

### 1. 穴位图

手太阳穴一十九，少泽前谷后溪薮，
腕骨阳谷养老绳，支正小海外辅肘，
肩贞臑俞接天宗，髎外秉风曲垣首，
肩外俞连肩中俞，天窗乃与天容偶，
锐骨之端上颧髎，听宫耳前珠上走。

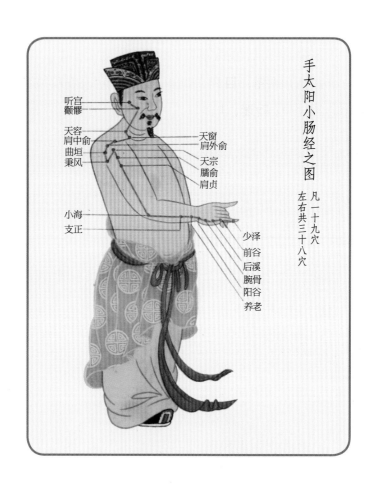

手太阳小肠经之图

凡一十九穴
左右共三十八穴

听宫
颧髎

天容
肩中俞
曲垣
秉风

天窗
肩外俞

天宗
臑俞
肩贞

小海
支正

少泽
前谷
后溪
腕骨
阳谷
养老

# 2. 主要穴位

## （1）少泽穴

定位：在手小指末节尺侧，距指甲角0.1寸。

主治：头痛，目翳，咽喉肿痛，耳聋耳鸣；乳痛，乳汁少；昏迷，热病。

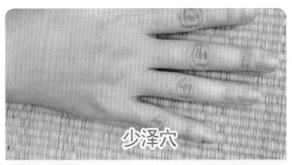

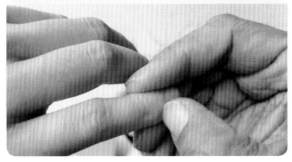

**（2）后溪穴**

八脉交会穴，通督脉。

定位：在手掌尺侧，微握拳，当小指本节（掌指关节）后的远侧掌横纹头赤白肉际。

主治：头项强痛，腰背痛；目赤，耳聋，咽喉肿痛；癫狂病，盗汗；手指及肘臂挛急。

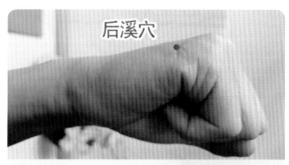

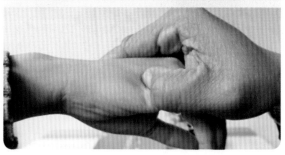

### （3）养老穴

定位：在前臂背面尺侧，当尺骨小头近端桡侧凹陷中。

主治：目视不明，头痛，面痛；肩肘臂背酸痛，急性腰痛，项强。

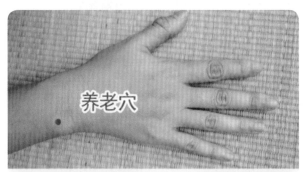

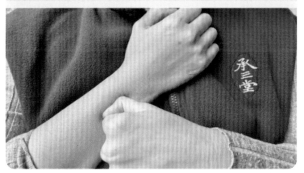

### （4）天宗穴

定位：在肩胛骨，当冈下窝中央凹陷处，与第四胸椎相平。

主治：肩胛疼痛，乳痈，气喘。

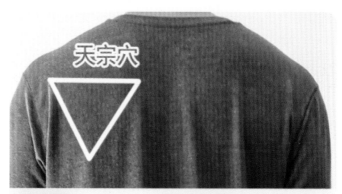

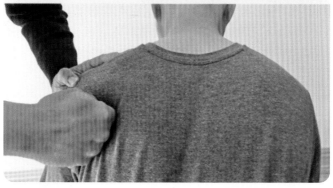

## （5）听宫穴

定位：在面部，耳屏前，下颌骨髁状突的后方，张口时呈凹陷处。

主治：耳鸣、耳聋，齿痛，癫狂。

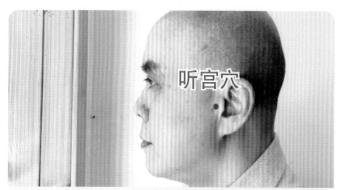

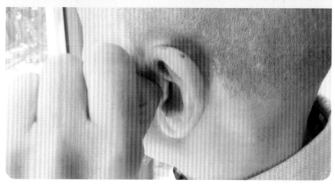

# 手太阳小肠经养生

## 1. 通畅

肠，畅也。

大肠小肠都要通畅。小肠与心相表里，通畅能助力拥有好心情。

## 2. 分清浊

树立正见，认清真相。

君主之官的"明"，需要小肠的"分清浊"，明辨是非，特别是在细微处，"勿以恶小而为之，勿以善小而不为"。

## 3. 不焦躁

心病妙药：好肚肠一根，慈悲心一片，温柔半两，道理三分，言行要一，中直一块，孝顺十分，老实一个，阴骘全用，方便不拘多少。

用药方法：宽心锅内炒，不要焦，不要躁，去火性三分。

用药禁忌：言清行浊，利己损人，暗箭中伤，肠中毒，笑里刀，两头蛇，平地起风波。

　　心病还需心药医！心情舒畅，心态好，明辨是非，慈悲待人，善巧处世，身体自然健康。

# 足太阳膀胱经

## 概　述

太阳，主表，寒水（头脑冷静）。

膀胱，州都之官，津液藏焉；肾与膀胱相表里。

阴阳，内阴外阳。太阳，是人体最外层的阳气，起到保护作用；寒水，调动膀胱之津液，在体表冷却五脏不停运作产生的热量，维持人体相对恒定的温度。人体就是一台自动运作又极其精密的机器。

## 经脉循行

"膀胱足太阳之脉，起于目内眦，上额，交巅。其支者，从巅至耳上角。其直者，从巅入络脑，还出别下项，循肩髆内，挟脊，抵腰中，入循膂，络肾，属膀胱。

"其支者，从腰中，下挟脊，贯臀，入腘中。

"其支者，从髆内左右，别下，贯胛，挟脊内，过髀枢，循髀外，从后廉下合腘中。以下贯踹内，出外踝之后，循京骨至小指外侧。"

（摘自《黄帝内经·灵枢·经脉》）

足太阳膀胱经从眉头开始，过枕骨、肩颈、腰背、腿脚后侧、脚踝外侧，到第五趾头。身体后背也是人体的一道防御线，当出现紧急状况时，人本能地蜷缩成一团，用后背脊梁骨及太阳之气作为保护五脏六腑的屏障。

## 证　候

"是动则病，冲头痛，目似脱，项如拔，脊痛，腰似折，髀不可以曲，腘如结，踹如裂，是为踝厥。

"是主筋所生病者，痔，疟，狂、癫疾，头囟项痛，目黄，泪出，鼽衄，项、背、腰、尻、腘、踹、脚皆痛，小指不用。"

（摘自《黄帝内经·灵枢·经脉》）

上面所列的问题，病位大都在经络的走向上，或是与膀胱功能相关。从经络的原理来看，可以直接动手疏通经络，简单快速地处理疼痛，更重要的是平时就要按导疏通，预防保健。

## 足太阳膀胱经穴位

### 1. 穴位图

**头部**

足太阳经六十三，

睛明攒竹曲差参，

五处承光接通天，

络却玉枕天柱边。

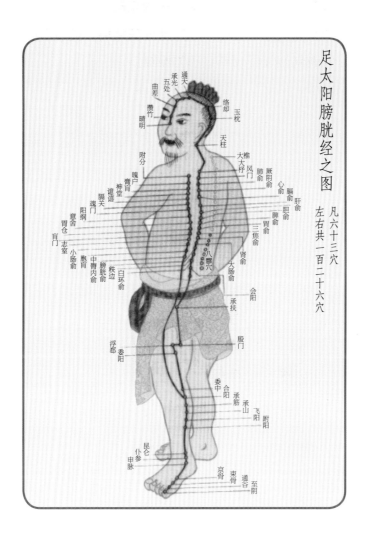

足太阳膀胱经之图

凡六十三穴

左右共一百二十六穴

## 后背部

大杼风门引肺俞，

厥阴心膈肝胆居，

脾胃三焦肾俞次，

…………

还有附分在三行，

二椎三寸半相当，

魄户膏肓与神堂，

譩譆膈关魂门旁，

阳纲意舍及胃仓，

肓门志室连胞肓。

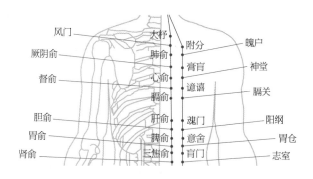

风门 —— 大杼 附分 魄户
厥阴俞 —— 肺俞 膏肓 神堂
督俞 —— 心俞 譩譆 膈关
膈俞 ——
胆俞 —— 肝俞 魂门 阳纲
胃俞 —— 脾俞 意舍 胃仓
肾俞 —— 三焦俞 肓门 志室

## 下背部

大肠小肠膀胱俞，

中膂白环两俞输，

…………

上髎次髎中复下，

会阳承扶殷门央。

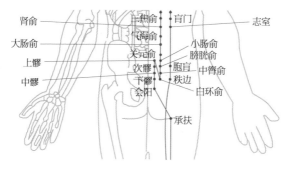

肾俞　　三焦俞　肓门　　　　志室
大肠俞　气海俞　　小肠俞
上髎　　关元俞　　膀胱俞
次髎　　　　　胞肓　　中膂俞
中髎　　下髎　　秩边
　　　　会阳　　白环俞

承扶

## 腿脚部

浮郄委阳委中罅，

…………

合骨以下合阳是，

承筋承山居其次，

飞阳跗阳达昆仑，

仆参申脉连金门，

京骨束骨又通谷，

小趾外侧至阴续。

# 2. 主要穴位

## （1）睛明穴

足太阳经与手太阳经、足阳明经、阴跷脉、阳跷脉的交会穴。

定位：在面部，目内眦角稍上方凹陷处。

主治：近视，目视不明，目赤肿痛，夜盲、色盲，目翳；急性腰痛；遗尿。

按导手法：用指节按在内眼角小凸起旁，往鼻梁骨方向小幅度揉动。一般的眼保健操手法过于轻柔，没有刺激到穴位，效果不明显。

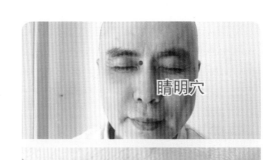

睛明穴

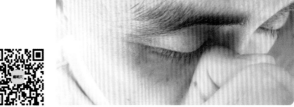

## （2）天柱穴

定位：在颈部，大筋外缘之后发际凹陷中，约当后发际正中旁开1.3寸。

主治：头痛，眩晕；项强，肩背痛；目赤肿痛，鼻塞。为高血压急救穴。

按导手法：用指节直接顶住颈部大筋，往枕骨下沿方向稍用力，再左右揉动，以有酸痛感为准。揉三五下后放松一会儿再揉。

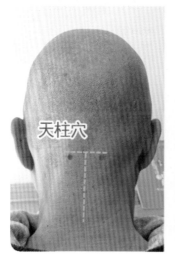
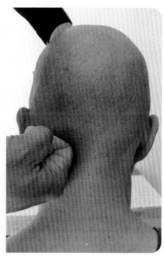

### （3）承山穴

定位：在小腿后面正中，委中穴与昆仑穴之间，当伸直小腿或足跟上提时，腓肠肌肌腹下出现尖角凹陷处。

主治：痔疮，便秘；腰腿拘急疼痛，脚气；腓肠肌痉挛，胃痉挛。

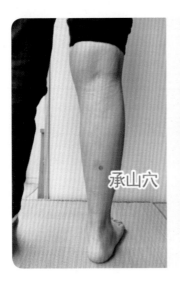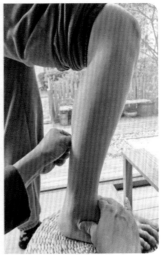

## （4）昆仑穴

定位：在足部外踝后方，当外踝尖与跟腱之间凹陷处。

主治：头痛，项强，目眩，鼻衄；腰痛，足跟肿痛；难产；癫痫。

按导手法：用指节顶压在脚后跟的骨头上，一般都会很痛，要由轻到重耐心按揉。

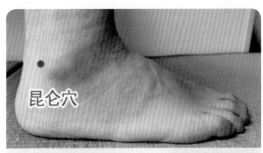

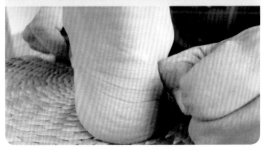

# 足太阳膀胱经养生

## 1. 挺直脊梁

骨正筋柔，气血以流。

站如松，坐如钟。

膀胱经沿脊柱两侧，脊柱正则经络通；挺直脊梁，自然也提起精气神。平时的行住坐卧要注意姿势，讲究威仪，有助于经络通畅，气血调达。

## 2. 冷静

做到冷眼热心肠，不冲动，不狂热。

太阳经气从眉头开始，归于膀胱，膀胱属肾，所藏津液性寒。若经络不通，太阳寒水无法冷却脏腑运作产生的热量，会导致身体失调，情绪失控。

## 3. 上善若水

水善利万物而不争。

膀胱与肾相表里，五行属水。水柔但也至刚，如水滴石穿，身体中最坚硬的牙齿、骨头都归属肾。

水没有固定形状，用什么容器装，水就表现什么形状，提醒我们在生活工作中不能一意孤行，要顺势而为；水往低处流，提醒我们不争地位名利，对待他人要谦让恭敬。

足太阳膀胱经

# 足少阴肾经

## 概　述

肾主水，主骨，生髓，通于脑，开窍于耳，其华在发；主智，"技巧出焉"；主恐。

肾，五行属水，水至柔，却与身体最坚硬的牙齿、骨骼密切相关。在中医看来，肾为先天之本。一个人的聪明才智，往往与其先天的积累有关，所以肾主智，技巧出焉。

## 经脉循行

"肾足少阴之脉，起于小指之下，邪走足心，出于然谷之下，循内踝之后，别入跟中，以上踹内，出腘内廉，上股内后廉，贯脊，属肾，络膀胱。

"其直者，从肾上贯肝膈，入肺中，循喉咙，挟舌本。

"其支者，从肺出，络心，注胸中。"

（摘自《黄帝内经·灵枢·经脉》）

肾经接足太阳膀胱经最后一个穴位至阴穴，起于小趾之下，斜向足底涌泉穴，从脚后跟内侧上来，走小腿大腿内侧后沿，进入体内，归属肾，并连络膀胱。有分支从肾上到肝、肺，沿着喉咙到达舌根。另从肺再分支连络心，散布胸中。

从经络的走向，也可以印证肾与其他脏腑的关系。肾和膀胱相表里；肝和肾，是肾水滋养肝血的关系；肺和肾，是肺金生肾水的关系；心和肾，是水和火相互交融、阴阳平衡的关系。

## 证　候

"是动则病，饥不欲食，面如漆柴，咳唾则有血，喝喝而喘，坐而欲起，目脘脘如无所见，心如悬若饥状，气不足则善恐，心惕惕如人将捕之，是为骨厥。

"是主肾所生病者，口热、舌干、咽肿、上气，嗌干及痛，烦心，心痛，黄疸，肠澼，脊、股内后廉痛，痿、厥，嗜卧，足下热而痛。"

（摘自《黄帝内经·灵枢·经脉》）

经络不通，肾脏失调，也影响其他脏腑的功能，会出现各种症状。若根据经络走向找出肾与其他脏腑的关系，一般都可以直接疏通肾经，取得较好的效果。

## 足少阴肾经穴位

## 1. 穴位图

足少阴肾二十七，涌泉然谷照海出，

太溪大钟连水泉，复溜交信筑宾立，

阴谷横骨趋大赫，气穴四满中注得，

肓俞商曲石关蹲，阴都通谷幽门值，

步廊神封出灵墟，神藏彧中俞府毕。

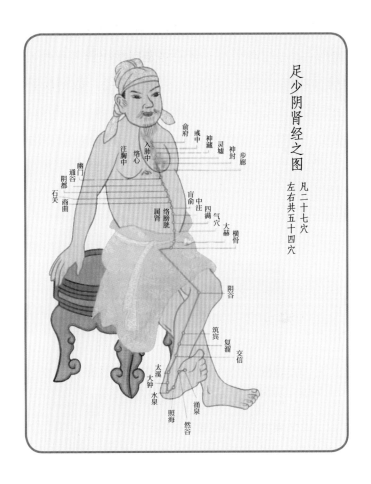

足少阴肾经之图

凡二十七穴
左右共五十四穴

俞府
彧中
神藏
灵墟
神封
步廊

注胸中
入肺中
络心

幽门
通谷
阴都
商曲
石关

盲俞
中注
四满
气穴
大赫
横骨

络膀胱
属肾

阴谷

筑宾
复溜
交信

太溪
大钟
水泉

涌泉
照海
然谷

# 2. 主要穴位

## （1）涌泉穴

定位：在足底，卷足时足前部凹陷处，约当足底第二、三趾趾缝纹头端与足跟连线的前1/3与后2/3交点上。

主治：顶心头痛，眩晕，昏厥，癫狂，失眠；便秘，小便不利；咽喉肿痛，舌干，失音；足心热。

按导手法：可以揉搓涌泉穴，需要耐心揉搓至脚底温热。也可以用指尖掐按涌泉穴，往脚指头方向用力，会有比较刺激的感觉，以能忍受为度。

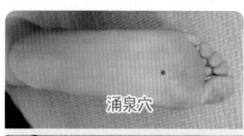
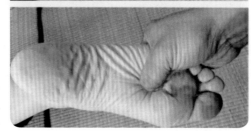

涌泉穴

## （2）太溪穴

定位：在足内侧，内踝后方，当内踝尖与跟腱之间的凹陷处。

主治：月经不调，遗精，阳痿；小便频数，消渴，泄泻，腰痛；头痛，目眩，耳聋、耳鸣，齿痛，失眠；咳喘，咳血。

按导手法：相表里的脏腑经络，在手上和脚上的穴位大都是内外相对称的。太溪穴与昆仑穴内外相对称，按的位置及手法与昆仑穴类似，可以用指节顶压在脚踝后下方、足跟内侧的骨头上，稍用力揉动。这个区域还有水泉穴、大钟穴、照海穴等，按揉太溪穴的时候也可以刺激周围的这几个穴位。

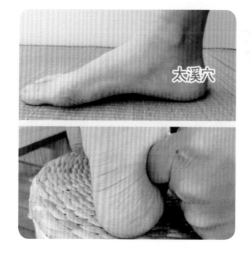

### （3）大钟穴

定位：在足内侧，内踝后下方，当跟腱附着部的内侧前方凹陷处。

主治：癃闭、遗尿，便秘；咳血，气喘；痴呆，嗜卧；足跟痛。

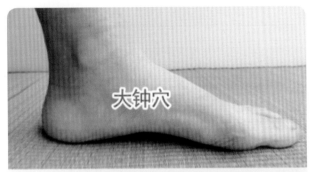

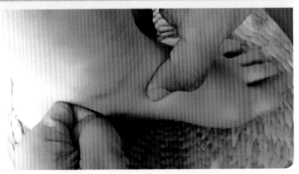

**（4）照海穴**

定位：在足内侧，内踝尖下方凹陷处。

主治：月经不调、痛经，带下，阴挺，阴痒；小便频数，癃闭；咽喉干痛，目赤肿痛；痫症，失眠。

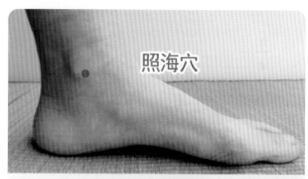

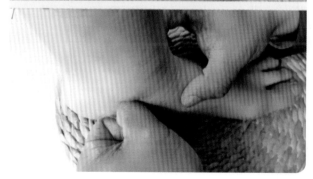

### （5）复溜穴

定位：在小腿内侧，太溪穴直上2寸，跟腱的前缘。

主治：水肿，腹胀，泄泻，盗汗，下肢痿痹。

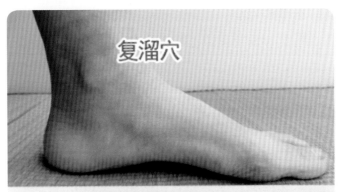

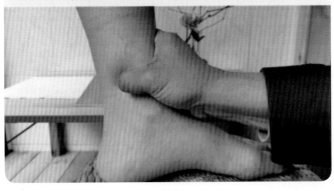

# 足少阴肾经养生

## 1. 保暖

寒从脚底起。

肾与六气的寒相应，肾经从脚底开始，如果没有做好腿脚部的保暖，外在的寒气很容易通过肾经伤到人体。

## 2. 节欲

不妄作劳。不要没有节制地消耗体力、精力，不要过度劳累。

在中医里，肾藏精。精气足，则男女情欲动。若过于放纵欲望，耗散精气，则伤先天之本，虚弱劳累，甚至缩短寿命。

## 3. 立志

肾主志，要有远大志向。

在中华传统的教育理念中，人需要心怀天下，立志远大，同时也要脚踏实地。"高高山顶立，深深海底行。"这也是保持身体健康所需要的，正向的志向有助于积累肾气，而肾经从脚开始，脚踏实地则经络通畅。

## 4. 肾主恐

敬畏天地、敬畏因果为正向的"恐"。

五脏是情绪的主人，但情绪也会影响脏腑。我们要善于管理情绪，发展正向的情绪，才能滋养五脏。肾要管理好"恐"，一方面不能什么都不怕，天不怕地不怕，那是没有智慧，往往要吃亏；另一方面也不能事事担惊受怕，恐伤肾，对健康不利。

# 手厥阴心包经

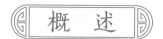

## 概　述

心包："臣使之官，喜乐出焉。"

心包是中医特有的脏腑名称。心为君主之官，至尊至贵，特设一个心包，不但保护君主，还供君主差遣，让君主安乐欢喜。而在实际运用中，心的问题，往往可以通过疏通心包经来解决。

## 经脉循行

"心主手厥阴心包络之脉，起于胸中，出属心包络，下膈，历络三焦。

"其支者，循胸出胁，下腋三寸，上抵腋下，循臑内，行太阴、少阴之间，入肘中，下臂，行两筋之间，入掌中，循中指，出其端。

"其支者，别掌中，循小指次指出其端。"

（摘自《黄帝内经·灵枢·经脉》）

心包经络，接肾经的分支，起于胸中，出属心包络，下膈，历络三焦。三焦也是中医特有的脏腑名称。

## 证 候

"是动则病，手心热，臂、肘挛急，腋肿；甚则胸胁支满，心中憺憺大动，面赤，目黄，喜笑不休。

"是主脉所生病者，烦心，心痛，掌中热。"

（摘自《黄帝内经·灵枢·经脉》）

经络不通，循行部位都有可能出问题。若心包有问题，直接震动君主，引起心的问题。心中大动，引起烦心、心痛等，情志也受影响，无法控制"喜"，就喜笑不休了。

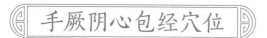

# 手厥阴心包经穴位

## 1. 穴位图

心包九穴天池近，天泉曲泽郄门认，
间使内关输大陵，劳宫中冲中指尽。

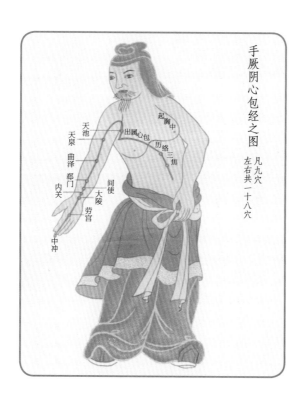

111

## 2. 主要穴位

### （1）曲泽穴

定位：在肘横纹中，当肱二头肌肌腱的尺侧缘。

主治：心痛、心悸，热病、中暑，胃痛、呕吐、泄泻，肘臂疼痛。

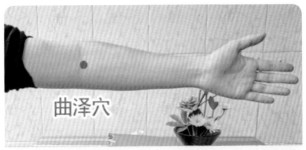

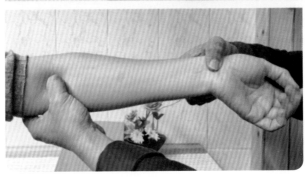

## （2）郄门穴

定位：在前臂掌侧，当曲泽穴与大陵穴的连线上，腕横纹上5寸，掌长肌肌腱与桡侧腕屈肌肌腱之间。

主治：心痛、心悸，疔疮，癫痫，呕血、咳血。

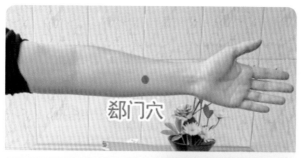

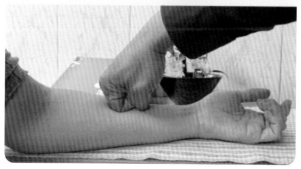

### （3）内关穴

定位：在前臂掌侧，当曲泽穴与大陵穴的连线上，腕横纹上2寸，掌长肌肌腱与桡侧腕屈肌肌腱之间。

主治：心痛，心悸，胸闷；眩晕，失眠，偏头痛；胃痛，呕逆，呃逆；肘臂挛痛；晕车。

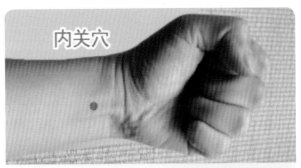

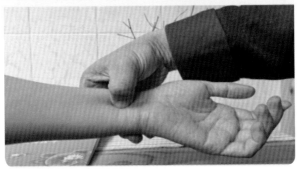

## （4）劳宫穴

定位：在手掌心，当第二、第三掌骨之间偏于第三掌骨，握拳屈指时中指尖处。

主治：口疮、口臭，鼻衄，癫痫狂，中风昏迷，中暑，心痛，呕吐，晕车。

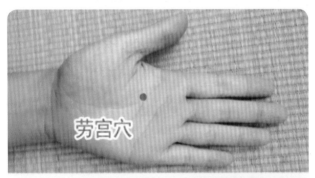

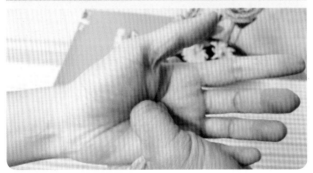

# 手厥阴心包经养生

## 1. 安心

心平气和，"心有一动，脉有一曲"。

心是君主，君主不安，则大臣、将军等下属也不得安宁。这时心包的作用非常重要，一方面要保护好君主，另一方面还要代心受过，承担责任，调理心的问题可从心包入手。

## 2. 臣使之官

辅佐、帮助、成全他人，喜乐出焉。

有一种快乐叫"助人为乐"，这种快乐是没有副作用、可以持续的，对自己对别人都有好处。

## 3. 心包太虚

心胸宽广，烦心事少，就不会堵心，影响情绪。经络淤堵，导致百病丛生。养生保健，调心为上。

# 手少阳三焦经

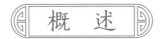

概　述

"三焦者，决渎之官，水道出焉。"

三焦和心包都是中医特有的脏腑名称。三焦，为六腑之一，是上、中、下三焦的合称，具有运行水谷、协助输布精微、排泄废物等诸多作用。心的问题可以从心包入手调理，同样肝、脾、肺、肾等脏腑的问题可以通过调理三焦，营造良好环境，帮助其他脏腑恢复正常。

经脉循行

"三焦手少阳之脉，起于小指次指之端，上出两指之间，循手表腕，出臂外两骨之间，上贯肘，循臑外上肩，而交出足少阳之后，入缺盆，布膻中，散络心包，下膈，遍属三焦。

"其支者，从膻中上出缺盆，上项，系耳后，直上，出耳上角，以屈下颊至𩨗。

"其支者，从耳后入耳中，出走耳前，过客主人前，交颊，至目锐眦。"

（摘自《黄帝内经·灵枢·经脉》）

三焦经的起点接心包经的终点，从手臂外侧中间上肩颈，到耳后、耳前、耳上角，再到脸颊、外眼角。

"遍属三焦"，三焦与五脏六腑均有关联。

## 证候

"是动则病，耳聋，浑浑焞焞，嗌肿，喉痹。

"是主气所生病者，汗出，目锐眦痛，颊痛，耳后、肩、臑、肘、臂外皆痛，小指次指不用。"

（摘自《黄帝内经·灵枢·经脉》）

不通则痛。只要是疼痛部位在这条经络上，都可以按这条经络的穴位，而这条经络的证候不仅仅是书上列出来的这些，还需要从实践中总结。

耳鸣、耳聋，咽喉肿痛，自汗出，眼外眦痛，面颊肿痛，耳后、肩臂、肘部、前臂外侧疼痛，小指、无名指功能障碍。

腹部胀满，少腹硬满，小便不通，水肿，遗尿，尿频尿急。

头面疾病，神志病，发热。

三焦经连通五脏六腑，是五脏六腑的运行环境。疏通三焦经，对脏腑的运作及自我修复非常有帮助。解决病痛时，可以先从三焦经入手进行按导。各种杂病怪病也可以按三焦经上的穴位。

## 手少阳三焦经穴位

## 1. 穴位图

手少阳三焦所从，二十三穴起关冲，

液门中渚阳池历，外关支沟会宗逢，

三阳络入四渎内，注于天井清冷渊，

消泺臑会肩髎穴，天髎天牖经翳风，

瘈脉颅息角孙入，耳门和髎丝竹空。

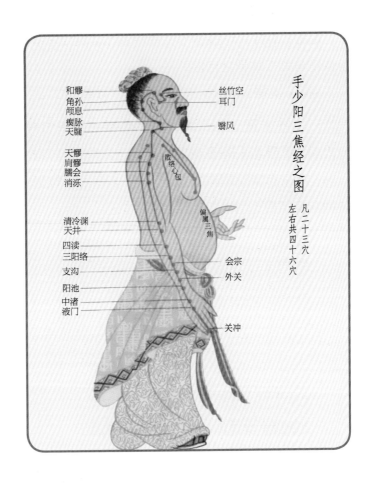

手少阳三焦经之图

凡二十三穴
左右共四十六穴

和髎
角孙
颅息
瘛脉
天牖

天髎
肩髎
臑会
消泺

清冷渊
天井
四渎
三阳络
支沟
阳池
中渚
液门

丝竹空
耳门

翳风

散络心包

偏属三焦

会宗
外关

关冲

# 2. 主要穴位

## （1）中渚穴

定位：手背，环指本节（掌指关节）后方，第四掌骨与第五掌骨之间凹陷处。

主治：头痛，目眩，目赤，目痛，耳聋、耳鸣；喉痹，咽喉肿痛；肩、背、肘、臂酸痛，手指不能屈伸，脊膂痛，上肢痛；热病。

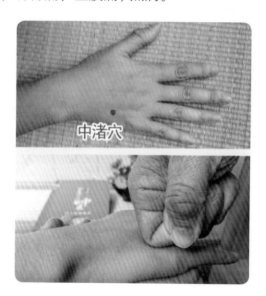

### （2）外关穴

定位：在小臂背侧，阳池穴与肘尖连线上，腕背横纹上2寸，尺骨与桡骨之间。

主治：热病；头痛，颊痛，耳鸣、耳聋，目赤肿痛，咽喉肿痛；胁痛，肩背痛，肘臂屈伸不利，手指疼痛，手颤；便秘。

为最常用的穴位，也称"万能穴"。

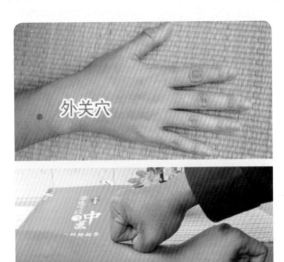

### （3）天井穴、清冷渊穴

定位：臂外侧，屈肘，肘尖直上1寸（天井穴）和2寸（清冷渊穴）凹陷处。

主治：偏头痛，目黄，胁痛，黄疸，肩臂痛，上肢痿、痹、瘫、痛。为治疗"网球肘"的特效穴。

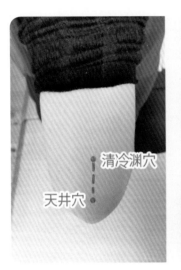
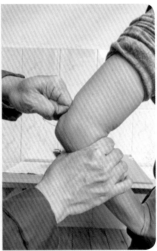

## （4）角孙穴

定位：头部，折耳廓向前，耳尖直上入发际处。

主治：耳部肿痛，目赤肿痛，目翳，齿痛，唇燥，项强，头痛。

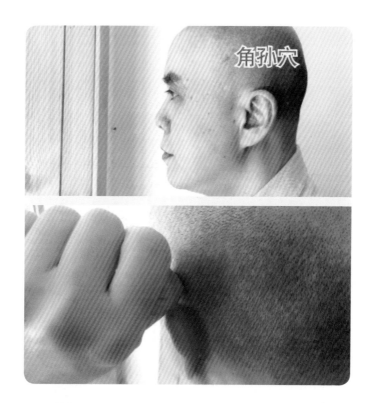

## （5）翳风穴

定位：耳垂后方，乳突与下颌角之间凹陷处。

主治：急性耳聋、耳鸣，口眼歪斜，牙关紧闭，颊肿，瘰疬。

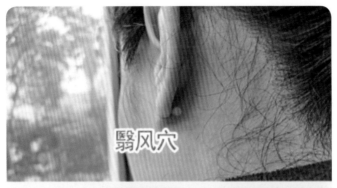

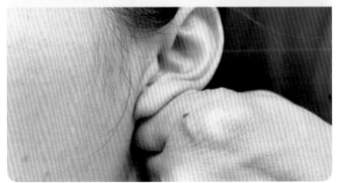

## 手少阳三焦经养生

### 1. 理三焦

怪病理三焦。

根据三焦经的走向及特点，按通三焦经，很多疑难杂症都有可能得到改善。

### 2. 有效引导

少阳，又称小阳。

三焦属少阳。少阳对应春季，春天的阳气由弱而渐强，但未达盛极，需要精心呵护。对待自己，对待别人都要"如春天般的温暖"。

### 3. 营造氛围

三焦为决渎之官，疏浚水道，引导阴阳，开通闭塞。

三焦分上焦、中焦、下焦，分别对应心肺、脾胃、肝肾，是五脏六腑运行的环境，并且以不同方式协助脏腑的运作。

在与他人沟通方面，三焦给我们以启发：上焦如雾，要润物细无声；中焦如沤，要耐心坚持；下焦如渎，要陪伴、引导。

# 足少阳胆经

## 概　述

胆主决断。"胆者，中正之官，决断出焉。"

肝胆互为表里，肝胆相照，胆属甲木。

中医的"中"，平衡阴阳，兼顾表里，交融气血，需要"中正之官"来调节定夺，故"十一脏皆取决于胆"。

胆对应的时辰是子时，"子时一阳生"，属少阳。

通经络，同时也要把天地万物、四时阴阳都连通起来。

## 经脉循行

"胆足少阳之脉，起于目锐眦，上抵头角，下耳后，循颈，行手少阳之前，至肩上，却交出手少阳之后，入缺盆；其支者，从耳后入耳中，出走耳前，至目锐眦后。

"其支者，别锐眦，下大迎，合于手少阳，抵于𩓣，下加颊车，下颈合缺盆以下胸中，贯膈，络肝，属胆，循胁里，出气街，绕毛际，横入髀厌中。

"其直者，从缺盆下腋，循胸，过季胁，下合髀厌中，以下循髀阳，出膝外廉，下外辅骨之前，直下抵绝骨之端，下出外踝之前，循足跗上，入小指次指之间。

"其支者，别跗上，入大指之间，循大指歧骨内出其端，还贯爪甲，出三毛。"

（摘自《黄帝内经·灵枢·经脉》）

从循行部位看，胆经在体内从胸中，连络肝胆，直到小腹。在体表走头面的侧面、身体的两胁、腿脚外侧。

## 证　候

"是动则病，口苦，善太息，心胁痛，不能转侧，甚则面微有尘，体无膏泽，足外反热，是为阳厥。是主骨所生病者，头痛，颔痛，目锐眦痛，缺盆中肿痛，腋下肿，马刀侠瘿，汗出振寒，疟，胸、胁、肋、髀、膝外至胫、绝骨、外踝前及诸节皆痛，小指次指不用。为此诸病。"

（摘自《黄帝内经·灵枢·经脉》）

经络不通，则循行部位发生病变，对应的脏腑功能失调。经文表述的症状表现，如"口苦""面微有尘"，或两胁胀痛，或情绪低落经常唉声叹气等等，都可以辨证为胆经不通，直接按胆经的穴位。

胆主藏和排泄胆汁，胆汁横溢则口苦，黄疸；胆气郁滞则胁肋疼痛，善太息；胆为少阳，凡见"发热"之病，兼有往来寒热之象者，可以疏泄少阳为基本治法；胆气郁结化火则恼怒；胆病则决断功能失常，故惊悸、虚怯、失眠。

# 足少阳胆经穴位

## 1.穴位图

足少阳经瞳子髎，四十四穴行迢迢，

听会上关颔厌集，悬颅悬厘曲鬓翘，

率谷天冲浮白次，窍阴完骨本神至，

阳白临泣开目窗，正营承灵脑空是，

风池肩井渊腋长，辄筋日月京门乡，

带脉五枢维道续，居髎环跳市中渎，

阳关阳陵复阳交，外丘光明阳辅高，

悬钟丘墟足临泣，地五侠溪窍阴毕。

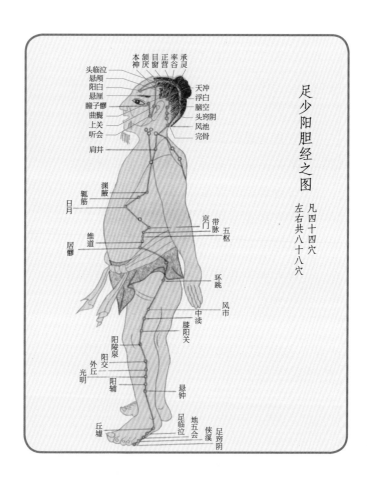

足少阳胆经之图

凡四十四穴

左右共八十八穴

本神
颔厌
目窗
正营
率谷
承灵
头临泣
悬颅
阳白
悬厘
瞳子髎
曲鬓
上关
听会
肩井
天冲
浮白
脑空
头窍阴
风池
完骨
渊腋
辄筋
日月
京门
带脉
五枢
维道
居髎
环跳
风市
中渎
膝阳关
阳陵泉
阳交
外丘
光明
阳辅
悬钟
丘墟
足临泣
地五会
侠溪
足窍阴

# 2. 主要穴位

## （1）瞳子髎穴

定位：在面部，目外眦旁，当眶外侧缘处。

主治：头痛，目赤，目痛，怕光羞明，迎风流泪，远视不明，内障，目翳。

这个穴位按到位，对治疗眼睛问题及偏头痛等效果很好。

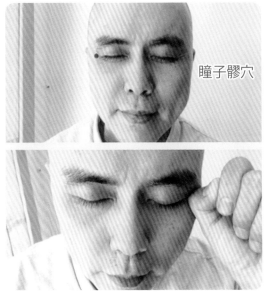

瞳子髎穴

## （2）风池穴

定位：在项部，当枕骨之下，与风府穴相平，胸锁乳突肌与斜方肌上端之间的凹陷处。

主治：头痛，眩晕，颈项强痛；目赤痛，目泪出，鼻渊，鼻衄，耳聋，口眼歪斜；气闭，中风，疟疾，热病，感冒，瘿气。

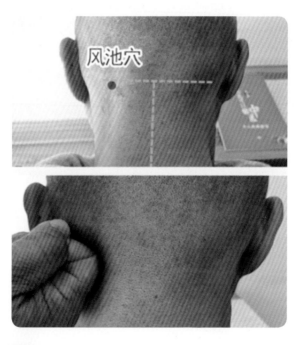

## （3）日月穴

定位：在上腹部，当乳头直下，第七肋间隙，前正中线旁开4寸。

主治：胁肋疼痛，胀满，呕吐，吞酸，呃逆，黄疸。

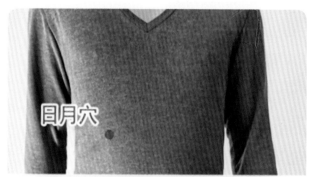

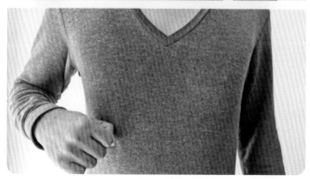

### （4）风市穴

定位：在大腿外侧部的中线上，当腘横纹上7寸，或直立垂手时，中指尖处。

主治：下肢痿痹，遍身瘙痒，脚气。

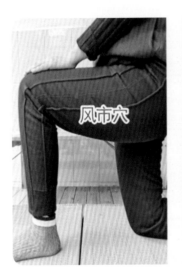
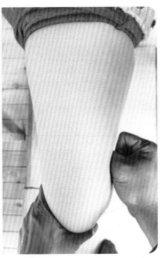

## （5）阳陵泉穴

定位：在小腿外侧，当腓骨头前下方凹陷处。

主治：黄疸，口苦，呕吐；胁肋疼痛，下肢痿痹，膝膑肿痛，脚气，肩痛；小儿惊风。

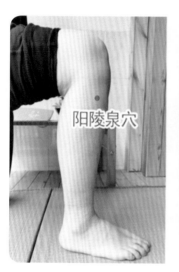

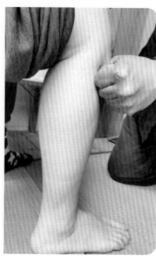

# 足少阳胆经养生

## 1. 不熬夜

子时，阳生。子时为二十三时至凌晨一时，该时段胆经当令，人需静卧休息，不扰动肝胆之气血，有助于生发少阳之气，确保第二天精力充沛。

## 2. 走中道

胆为中正之官，左右兼顾，统筹调整。

走中道，是动态的，需左右协调配合。好比走路，总要先迈出一条腿，另一条腿再协同，这样才能前进，而不是原地不动，或是犹豫不决，唉声叹气。

## 3. 决断

"胆主决断"，犹豫不决时常常抓耳挠腮，这是胆经不通的表现，耳、腮部正是胆经循行的位置。拍大腿决定，拍的是大腿外侧胆经的位置，疏通经络，胆气足，提升决断力。

# 足厥阴肝经

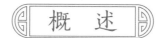

## 概　述

"肝者，将军之官，谋虑出焉。"

肝，五行属木，东方，青色……

肝藏血，开窍于目。

肝藏魂，肝主怒，五常为义，五毒为嗔。

中医所说的肝，不仅仅是"肝脏"，还包含了它的整个功能系统，相对来说是比较抽象的，就连与肝脏息息相关的一系列器官，如眼睛、皮肤等，都属于中医里肝脏的范畴。

五行的相生相克、阴阳表里关系、天地人一体及人体小天地的整体观等，让我们能够更全面地认识脏腑。同时，也让我们有更多的思路来解决某个脏腑问题。

## 经脉循行

"肝足厥阴之脉，起于大指丛毛之际，上循足跗上廉，去内踝一寸，上踝八寸，交出太阴之后，上腘内廉，循股阴，入毛中，过阴器，抵小腹，挟胃，属肝，络胆，上贯膈，布胁肋，循喉咙之后，上入颃颡，连目系，上出额，与督脉会于巅。

"其支者，从目系下颊里，环唇内。

"其支者，复从肝别，贯膈，上注肺。"

（摘自《黄帝内经·灵枢·经脉》）

足厥阴肝经为十二经络的最后一条经络，从足少阳胆经的末端开始，走腿脚内侧中间，环绕阴器，从腹内归属肝，连络胆，再上到喉咙，连眼睛，上到头顶与督脉交会。另一分支，最后"上注肺"，回归第一条经络手太阴肺经。可见经络相通，如环无端。

## 证　候

"是动则病，腰痛不可以俯仰，丈夫㿉疝，妇人少腹肿，甚则嗌干，面尘脱色。

"是主肝所生病者，胸满，呕逆，飧泄，狐疝，遗溺，闭癃。"

（摘自《黄帝内经·灵枢·经脉》）

肝经不通，除了肝经循行的部位会出现问题，肝脏对应的相关功能也有可能出现障碍。

肝主风，风主动，病则颤动，眩晕；肝主疏泄，肝藏血，病则月经不调；肝藏魂，病则多梦，睡眠不好；肝经绕阴器，病则出现生殖问题；肝主怒，怒伤肝，病则情志抑郁或易怒。

## 足厥阴肝经穴位

## 1. 穴位图

足厥阴经一十四，大敦行间太冲是，
中封蠡沟伴中都，膝关曲泉阴包次，
五里阴廉上急脉，章门才过期门至。

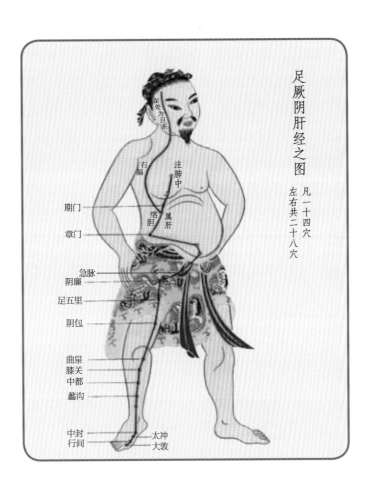

足厥阴肝经之图

凡一十四穴
左右共二十八穴

深处为目系

右膈

注肺中

期门

络胆　属肝

章门

急脉
阴廉
足五里
阴包

曲泉
膝关
中都
蠡沟

中封　　太冲
行间　　大敦

# 2. 主要穴位

## （1）太冲穴

定位：在足背面，当第一跖骨间隙的后方凹陷处。

主治：头痛，眩晕，目赤、目痛，口㖞，青盲，咽喉干痛，耳鸣、耳聋；癫痫，小儿惊风，中风；月经不调，崩漏，疝气，遗尿；胁痛，郁闷，急躁易怒。

按导手法：太冲穴是很常用的重要穴位，按导时要顶按在足背第一跖骨间隙的最高点，用力时侧向第二跖骨的内侧沿，然后揉动。

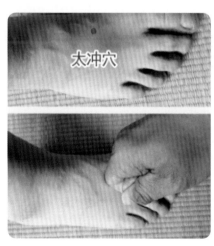

### （2）蠡沟穴

定位：在小腿内侧，当足内踝尖上5寸，胫骨内侧面的中央。

主治：睾丸肿痛，阳强不倒，外阴瘙痒，小便不利，月经不调；足胫肿痛。

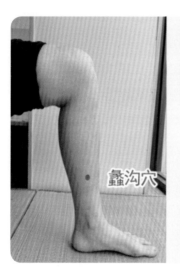
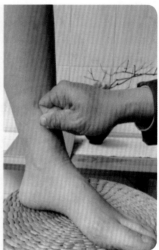

## （3）曲泉穴

定位：在膝内侧，屈膝，当膝关节内侧面横纹内侧端，股骨内侧髁的后缘，半腱肌、半膜肌止端的前缘凹陷处。

主治：小腹痛，小便不利，淋证，癃闭；月经不调，痛经，带下，阴挺、阴痒，遗精、阳痿；膝股疼痛。

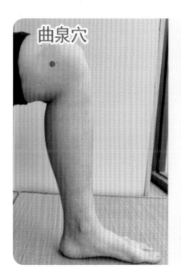
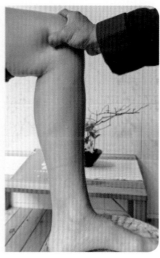

曲泉穴

## （4）章门穴

足厥阴、足少阳二脉之会。

定位：在侧腹部，当第十一肋游离端的下方。

主治：腹胀，泄泻，痞块，胁痛，黄疸。

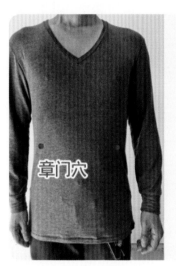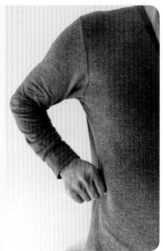

## （5）期门穴

定位：在胸部，当乳头直下，第六肋间隙，前正中线旁开 4 寸。

主治：胸胁胀痛，腹胀，呃逆，吐酸；乳痈，郁闷。

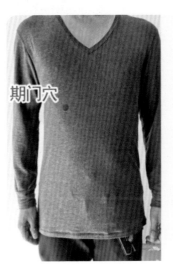
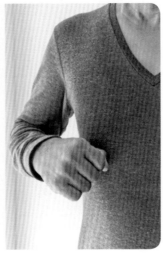

# 足厥阴肝经养生

## 1. 劳逸结合

注意休息，按时作息，清淡饮食。

肝藏血，人卧血归于肝。若没有正常休息，特别是熬夜，气血没有滋养肝脏，肝容易受伤。肝胆相照，前面讲解胆经时也特别强调要早睡。

## 2. 不冲动

冷眼热心肠。

肝开窍于目，肝经不通，若气血拥堵于上，血热眼红，容易冲动、生气，往往导致好心办坏事。

## 3. 不生气

太冲穴又称"消气穴"，生气后按此穴有消气作用，可宁心安神、疏肝理气。

生气不需要强忍，学会好好沟通，明了因果，再配合按通肝经，自然没有什么好生气的，也就心平气和了。

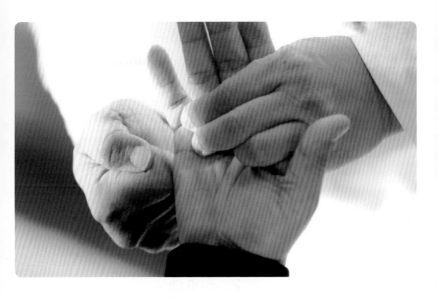

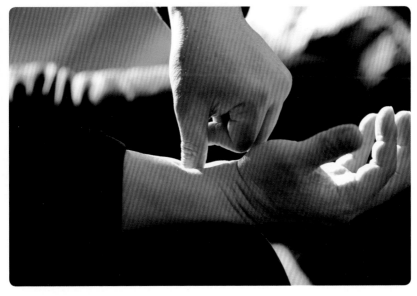

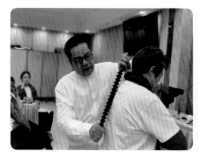

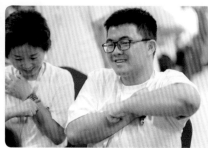

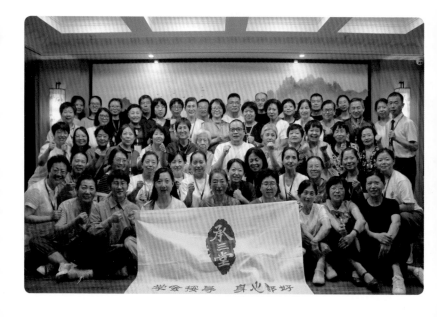